C'est tout ce qui a été déposé de cette édition

TRAITÉ PRATIQUE
DE
LA GRAVELLE
ET DES
CALCULS URINAIRES

PAR

LE DOCTEUR R. LEROY D'ÉTIOLLES FILS

CHEVALIER DE L'ORDRE DE LA LÉGION D'HONNEUR
LAURÉAT DE L'ACADÉMIE IMPÉRIALE DE MÉDECINE (PRIX DE L'ACADÉMIE),
LAURÉAT DE LA FACULTÉ DE MÉDECINE (PRIX MONTHYON),
EX-SECRÉTAIRE DE LA SOCIÉTÉ DE MÉDECINE DU DÉPARTEMENT DE LA SEINE,
Membre de la Société anatomique, de la Société impériale de médecine
de Bordeaux, de la Société médicale de Marseille, de la Société académique de Nantes,
de la Société d'études du Havre, de la Société médicale de Gannat,
de l'Académie des sciences, belles-lettres et arts de Rouen,
de la Société médicale de l'Élysée, de l'Académie de médecine de Rio-Janeiro,
de la Societé des sciences médicales de Bruxelles, etc., etc.

Avec 120 gravures dans le texte.

Ire PARTIE

SECONDE ÉDITION

PARIS
J. B. BAILLIÈRE ET FILS
LIBRAIRES DE L'ACADÉMIE IMPÉRIALE DE MÉDECINE,
Rue Hautefeuille, 19, près le boulevard Saint-Germain

Londres	New-York	Madrid
HIPP. BAILLIÈRE	BAILLIÈRE BROTHERS	C. BAILLY-BAILLIÈRE

1869

Le TRAITÉ DE LA GRAVELLE ET DES CALCULS URINAIRES est du prix de 8 fr. l'ouvrage
...at.

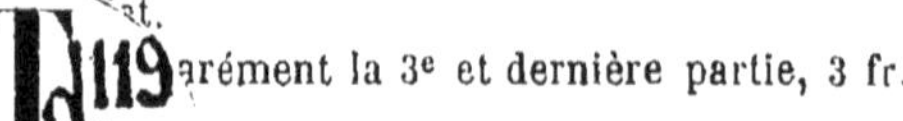

...arément la 3e et dernière partie, 3 fr.

TRAITÉ PRATIQUE

DE

LA GRAVELLE

ET DES

CALCULS URINAIRES

OUVRAGES DU MÊME AUTEUR :

Études sur la gravelle, ses caractères physiques, ses anomalies, ses caractères chimiques, ses causes et son traitement. Paris, 1857. In-8. 1 fr. 75

Des paralysies des membres inférieurs ou Paraplégies. Recherches sur leur nature, leur forme et leur traitement. — *Influence des maladies des organes génito-urinaires sur la paraplégie.* (Ouvrage couronné par l'Académie impériale de médecine), Concours du prix de l'Académie 1853. Ire partie et IIe partie, 1er fascicule. Paris, 1853-1855. 1 vol. in-8... 6 fr.

Mémoire sur la Scarlatine. *Travail couronné par la Faculté de médecine de Paris* (Concours 1853, prix Monthyon). Extrait du mémoire 1858.

OUVRAGES DE M. LEROY D'ÉTIOLLES PÈRE :

Exposé des divers procédés pour guérir de la pierre. 1 vol. in-8. 1825, avec 5 planches.

De la Lithotripsie. 1 vol. in-8. 1836.

Histoire de la Lithotritie, précédée de réflexions sur la dissolution des calculs. 1 vol. in-8. 1839.

Des Angusties ou rétrécissements de l'urètre, et de leur traitement rationnel. Ouvrage avec 109 figures dans le texte et 5 planches. 1 vol. in-8. 1845.

Recueil de Mémoires adressés aux Académies des sciences et de médecine. — Sur l'asphyxie et l'insufflation du poumon, — sur l'action délétère du sang noir; — sur l'emploi du galvanisme dans les hernies; — sur la reproduction du cristallin. — Description d'instruments nouveaux pour la staphyloraphie; — sur la dissolution des calculs; — sur l'hypertrophie de la prostate; — sur l'hématurie et les moyens d'extraire les caillots de la vessie. — Fistules vesico-vaginales. — Électricité animale. — Électropuncture. — Sur l'introduction de l'air dans les veines; — sur le cours de la bile; — sur l'extraction des corps étrangers introduits dans la vessie; — dans le conduit auditif; — sur les signes de l'inflammation aiguë des trompes utérines et des ovaires; — sur le moyen de suspendre le cours du sang dans les artères, afin de guérir les anévrismes des membres. — Pupille artificielle. Des opérations pratiquées sur le rectum, etc., etc. 1 vol. in-8. 1853. 2e édition.

CORBEIL. — Typ. et stér. de CRÉTÉ.

TRAITÉ PRATIQUE

DE

LA GRAVELLE

ET DES

CALCULS URINAIRES

PAR

LE DOCTEUR R. LEROY D'ÉTIOLLES FILS

CHEVALIER DE L'ORDRE DE LA LÉGION D'HONNEUR
LAURÉAT DE L'ACADÉMIE IMPÉRIALE DE MÉDECINE (PRIX DE L'ACADÉMIE),
LAURÉAT DE LA FACULTÉ DE MÉDECINE (PRIX MONTHYON),
EX-SECRÉTAIRE DE LA SOCIÉTÉ DE MÉDECINE DU DÉPARTEMENT DE LA SEINE,
Membre de la Société anatomique, de la Société impériale de médecine
de Bordeaux, de la Société médicale de Marseille, de la Société académique de Nantes,
de la Société d'études du Havre, de la Société médicale de Gannat,
de l'Académie des sciences, belles-lettres et arts de Rouen,
de la Société médicale de l'Élysée, de l'Académie de médecine de Rio-Janeiro,
de la Societé des sciences médicales de Bruxelles, etc., etc.

Avec 120 gravures dans le texte.

SECONDE ÉDITION

PARIS

J. B. BAILLIÈRE ET FILS

LIBRAIRES DE L'ACADÉMIE IMPÉRIALE DE MÉDECINE,

Rue Hautefeuille, 19, près le boulevard Saint-Germain

Londres	New-York	Madrid
HIPP. BAILLIÈRE	BAILLIÈRE BROTHERS	C. BAILLY-BAILLIÈRE

1869

TRAITÉ
DE LA GRAVELLE
ET
DE LA PIERRE

LIVRE PREMIER

DE L'URINE DANS L'ÉTAT DE SANTÉ ET DANS LES MALADIES

Dans la plupart des cas, du moins chez l'adulte, la gravelle est le premier degré de la pierre.

La gravelle a pour principal caractère l'excès et le dépôt des principes solides que tient en dissolution l'urine à l'état normal. — Cette maladie est causée par une assimilation trop puissante que n'équilibrent pas une élimination complète des principes azotés et une combustion pulmonaire suffisante des principes carbonés. Il en résulte une modification dans l'état du sang et dans la nature de l'urine par laquelle s'opère cette élimination. Comme presque toutes les maladies ayant leur siége dans les voies urinaires, la *gravelle* se complique de changements et d'altérations dans la nature de l'urine.

Aussi, après un rapide historique des travaux dont l'urine a été l'objet, vient se ranger dans ce premier livre l'étude des propriétés physiques de l'urine normale, de ses propriétés chimiques, ainsi que celle des variations des principaux caractères de ce liquide.

Un médecin appelé auprès d'un malade qu'il a des raisons de croire atteint de la gravelle, ne doit pas oublier de se livrer à l'examen attentif de l'urine. La constatation des changements subis par ce liquide, surtout dans les cas douteux, doit contribuer à fixer son opinion et assurer son diagnostic. Or, pour faire cet examen de l'urine et pour savoir apprécier les modifications qui s'y sont opérées, il est indispensable que le médecin en connaisse la constitution normale et les altérations qu'elle peut présenter. On comprendra donc pourquoi j'ai accordé à l'étude des propriétés physiques et chimiques de cette sécrétion la place qu'elle occupe.

CHAPITRE PREMIER

HISTORIQUE.

Ce n'est que depuis peu d'années que la nature de l'urine, sa composition chimique, ses propriétés physiques sont tout à fait connues. — Jusqu'à la fin du dix-septième siècle les médecins, malgré leurs recherches, n'ont trouvé dans l'urine autre chose que ce qu'avait vu et cherché Hippocrate lui-même. L'aspect de l'urine comme indice des altérations de l'appareil urinaire, ses rapports avec toutes les autres maladies, avaient été l'objet des études d'Hippocrate.— Il avait remarqué que dans la période d'acuité des maladies l'urine était limpide, incolore, tandis que vers la fin, lorsque la *coction* s'opère, elle devenait trouble, sédimenteuse. — Cette différence d'aspect de l'urine, sa *crudité*, sa *coction*, avait donné lieu à la division scientifique d'urines crues et d'urines cuites. La théorie de la *coction* étant mise à l'écart ainsi que tant d'autres doctrines surannées, les urines cuites ou sédimenteuses devinrent des urines critiques. Les charlatans du seizième et du dix-septième siècle ayant eu la prétention de découvrir la nature de toutes les maladies d'après la coloration de l'urine, l'épaisseur de son dépôt, la partie qu'il occupe dans le vase ; les médecins consciencieux de ce temps-là, peu satisfaits des indices tirés des apparences de l'urine et ne voulant pas en déduire des conséquences trop hasardées, se bornèrent à en faire une simple inspection.

Il a fallu une succession de travaux pour en arriver à connaître la nature et la composition chimique de l'urine normale. De nombreux savants ont cherché dans cette voie, et chacun y a trouvé quelque chose de nouveau.

Voici un historique des recherches faites sur le liquide urinaire.

PÉRIODE EMPIRIQUE.

Hippocrate remarque le changement de l'urine dans les maladies et entre autres dans celles de l'appareil urinaire. — Urines crues, urines cuites, urines de crise.

Galien et *Celse* n'ont fait que répéter les idées d'Hippocrate.

Avicenne fit le premier la différence entre les urines de la boisson et celles de la digestion.

Actuarius (1) fit le meilleur travail empirique, étudia la coloration de l'urine, les sédiments, leurs apparences, l'influence des âges, des saisons, de l'exercice, du sommeil, de la veille, les variations de l'urine dans les maladies. — C'est à cette époque qu'on s'exagéra l'importance de la situation des nuages.

PÉRIODE CHIMIQUE.

Van Helmont, premier essai d'analyse.

Bellini, évaporation de l'urine, reconstitution par l'eau.

Willis, sucre diabète.

Boerhaave, divers procédés d'analyse.

(1) Joh. Zach. ACTUARIUS, *De urinis*, 1560.

Brandt et *Kunckel*, phosphore.
Marcgraff, origine du phosphore et des phosphates.
Rouelle, urée, carbonates, acide benzoïque chez les herbivores.
Schéele, acide urique ; on a cru à cette époque tous les calculs formés par l'acide urique.
Bergmann, phosphate de chaux, acide oxalique.
Wollaston, phosphate ammoniaco-magnésien, oxalate calcaire, oxyde cystique.
Fourcroy et *Vauquelin*, urate d'ammoniaque, silice.
Berzelius, acide lactique, acétate d'ammoniaque, analyse quantitative de la composition.
Marcet, calcul xanthique.
Wöhler, *Liebig*, analyse de l'urée, de l'acide urique.
Proust et *Prout*, médecine et chimie.
Cruikshank, précipite l'urée par l'acide nitrique, signale le premier une matière rouge, le purpurate d'ammoniaque.
Nysten, *Lecanu*, *A. Becquerel*, analyse quantitative.
Chossat, *Rayer*, *A. Becquerel*, études médicales sur l'urine et ses altérations.
Guibourt, *Quevenne*, *Wurzer*, *Lassaigne*, études chimiques.
Rayer, *Donné*, *Lebert*, *Mandl*, *Vigla*, études micrographiques.
J. J. Le Roy d'Étiolles, *Vigla*, découvrent la présence de vibrions prostatiques (*monas punctum*) pris pour des zoospermes sans queue.

Cet historique suffit pour démontrer que la connaissance des propriétés de l'urine est le résultat du travail de nombreuses années.

CHAPITRE II

PROPRIÉTÉS PHYSIQUES DE L'URINE NORMALE, VARIATIONS DANS LES MALADIES.

L'urine est le liquide produit par la sécrétion rénale. — Normale, elle est *transparente*, d'un goût *salé*, *amer*, d'un *jaune ambré*. L'urine doit être examinée au moment de son émission, on note alors ses propriétés physiques telles que : sa *couleur*, sa *transparence*, son *odeur*, sa *température*, sa *pesanteur spécifique*, ses *proportions d'eau*, sa *quantité totale rendue dans les 24 heures*. On étudie ensuite ses propriétés chimiques, son degré d'*acidité* ou d'*alcalinité*; on examine si elle se trouble par le *refroidissement*; on observe s'il se forme des sédiments; on cherche s'il existe dans l'urine des *éléments normaux en quantité moindre ou exagérée*, *certains sels*, par exemple, et s'il s'y trouve enfin des produits accidentels tels que le *sang*, l'*albumine*, le *sucre*, le *pus*, le *mucus*, la *bile*, etc.

I. La COULEUR de l'urine chez l'enfant à la mamelle est presque incolore; chez l'adulte sain, elle est d'un *jaune ambré* pouvant varier du *jaune clair* au *jaune foncé*, au *jaune rouge* ou *brun*. Ces variations de teinte sont dues aux différentes proportions de la matière colorante de l'urine, matière jaune, mais probablement formée (dit Becquerel) par une couleur verdâtre et par une couleur rougeâtre ; quoique l'analyse n'en démontre qu'une, l'une ou l'autre peut prédominer. — La teinte verte se montre spécialement dans les urines d'individus anémiques ; la rougeâtre se manifeste surtout dans le cas où l'urine est dense et fortement chargée.

Il y aurait trois teintes normales qui pourraient être prises pour types. La teinte verte qui appartient aux urines claires ; la jaune, aux urines à peu près normales ; la rougeâtre, aux urines foncées concentrées ; et des teintes intermédiaires dont on peut facilement se rendre compte. La coloration foncée ou claire est en relation directe avec la densité. L'urine peut présenter des colorations très-dissemblables de celles qui précèdent, et qui lui sont communiquées par des corps étrangers qui s'y trouvent accidentellement, le *sang*, la *bile*, le *pus*, etc.

1° Le *sang*. — Il lui donne une teinte rougeâtre sale,

presque brune, se rapprochant de celle de la bière foncée, il n'est pas nécessaire pour cela que la quantité en soit considérable. Quand il y a beaucoup de sang épanché, en décantant on retrouve un dépôt noirâtre mêlé à de petites *stries* d'un rouge vif non encore altéré.

2° La *bile.* — De la bile, il n'y a que la matière colorante qui passe dans l'urine, c'est du moins l'opinion de Tiedmann, de Gmelin et de Braconnot; elle lui donne une teinte verdâtre foncée, quelquefois très-évidente, quelquefois à peine sensible, en rapport du reste avec la quantité introduite dans le liquide.

3° Le *pus.* — Il faut, pour que sa présence altère la coloration de l'urine, qu'il soit très-abondant; elle offre dans ce cas un aspect d'un blanc laiteux ou jaune sale, et en décantant avec soin on en retrouve un dépôt plus ou moins considérable.

Certaines matières colorantes, dont quelques-unes alimentaires sont introduites dans l'économie par les voies digestives, peuvent aussi donner à l'urine une coloration insolite. Les *betteraves rouges* prises, dit-on, en grande quantité, communiquent aux urines une teinte rouge foncé. — La plupart *des fruits de la famille des cierges*, entre autres le *cactus opuntia*, l'usage prolongé du bois de *campêche*, l'hématine colorent également l'urine en rouge (Berzelius). — Selon Parmentier et Deyeux, la racine de *garance* prise pendant quelque temps comme nourriture par les vaches, communique à leur urine une teinte rouge. Sewal assure même qu'un bain de main de deux heures et demie dans une infusion de garance suffit pour que la potasse indique dans l'urine la présence de cette matière. Quelques fruits, tels que les *cerises noires*, les framboises, les mûres, donnent à l'urine la propriété de *rougir* par les acides, de *verdir* par les alcalis. — A Vichy, j'ai été mis à même de me rendre compte de ce phénomène. Dans ce pays les cerises noires sont fort bonnes et très-abondantes, j'en mangeai plusieurs jours de suite en grande quantité, et je buvais chaque jour la valeur d'un demi-litre d'eau de la source des Célestins qui contient 5 grammes de bicarbonate de soude par 1,000 gr. de liquide, mes urines ont été tout le temps manifestement verdâtres. — La teinture de rhubarbe fait acquérir à l'urine une couleur jaune que la potasse fait passer à un rouge assez beau. — Les ferrugineux administrés après la rhubarbe agissent sur l'acide gallique de cette racine et donnent à l'urine une teinte noire. — L'indigo pris à l'intérieur communiqua à l'urine alcaline d'un épileptique, une teinte verdâtre (Rayer). On a expliqué par la présence du bleu de Prusse une coloration bleuâtre de quelques urines.

II. La TRANSPARENCE doit être irréprochable au moment de l'émission ; l'urine qui est trouble aussitôt après être rendue contient du pus ou une trop grande proportion de matières salines. — Si elle perd sa transparence seulement par le refroidissement, ce phénomène est dû aux sédiments salins qui se déposent et dont nous étudierons plus loin les caractères.

III. L'ODEUR de l'urine normale au moment de son émission a le plus souvent quelque chose de fade, plus rarement elle est aromatique et se rapproche du parfum de la violette ; lorsqu'elle est refroidie, elle change et prend celle d'une décoction de viande, on l'appelle urineuse ; elle ne tarde pas à faire place à une autre odeur acide, ayant de l'analogie avec celle du petit-lait ; enfin l'odeur ammoniacale survient, qui masque toutes les nuances qui se sont succédé.

L'odeur varie sous l'influence de *certains médicaments*, de *certains aliments*, et aussi *dans les maladies*, etc. Plusieurs substances médicamenteuses, comme la térébenthine (*son essence*), la résine, les baumes, lui communiquent une odeur très-prononcée de poudre d'iris et de violette ; les huiles essentielles de genièvre, de valériane et d'ail, ainsi que le castoréum, le musc, donnent à l'urine leur propre odeur.

Chacun sait combien l'urine est fétide quand on a mangé précédemment des choux, des choux-fleurs, et surtout des asperges; cela tient, on suppose, à la grande quantité de soufre que contiennent ces légumes verts.

Dans les névroses, l'urine est pâle et presque sans odeur; elle est très-odorante au contraire dans les pneumonies et le rhumatisme articulaire, sans doute parce qu'elle est très-chargée et très-dense. — L'écoulement leucorrhéïque et le pus communiquent à l'urine leur odeur, les lochies lui en donnent une fade très-reconnaissable.

« Dans la néphrite albumineuse, l'urine a souvent l'odeur « du petit-lait, et quelquefois celle du bouillon de bœuf; « dans le diabète sucré, elle est fade au moment de l'émis- « sion et devient alcoolique lorsque, abandonnée à elle- « même, elle a éprouvé un commencement de fermentation.» (Rayer.) J'ai vu dans le service de ce savant maître une jeune femme phthisique et diabétique; son urine fut analysée, elle contenait une très-grande quantité de sucre ; le tube dans lequel on l'avait chauffée avec de la potasse avait absolument l'odeur du caramel bouillant. — Dans la cystite purulente et la cystite causée par engorgement de la prostate l'odeur de l'urine est ammoniacale lors de son émission.

IV. La TEMPÉRATURE de l'urine est de 35 degrés cent. ou 28° Réaumur chez l'enfant; de 37° cent. ou 29 1/2 Réaumur chez l'adulte; de 36 1/2 cent. ou 29° Réaumur chez le vieillard. — A tous les âges elle est plus élevée après un violent exercice qu'après plusieurs heures de repos. Dans les maladies, la température de l'urine suit celle du corps; elle subit une variation plus remarquable dans la scarlatine et le frisson de la fièvre intermittente. Pour constater la température de l'urine, il faut faire uriner le malade sur la boule d'un thermomètre placé dans le bocal qui doit recevoir l'urine et chauffé au préalable à une température de 28° cent.

V. LA DENSITÉ OU PESANTEUR SPÉCIFIQUE. — Il est indispensable de prendre la densité de l'urine, les variations que subit sa pesanteur sont importantes dans l'étude de bien des maladies et particulièrement dans les affections des voies urinaires. — Les causes qui peuvent produire ces variations sont très-nombreuses. J'indiquerai les plus remarquables chemin faisant. — *Pour préciser la densité* d'une urine, soit pour une analyse quantitative et exacte, soit pour un examen moins mathématique fait au lit du malade, on pourra se servir dans l'un et l'autre cas d'un *aréomètre très-sensible* qui donnera des résultats à peine différents de ceux qu'on obtiendrait avec la balance de *laboratoire*, délicate et longue à manier et qu'on n'a pas toujours sous la main. — On pourra se servir de l'aréomètre de Baumé. Cet instrument, modifié par M. Mialhe, est préférable ; il a l'avantage d'être d'un très-petit volume, et d'être de plus placé dans son étui avec un petit vase en verre dont le diamètre et la longueur sont calculés de telle sorte qu'on peut y recevoir l'urine sur laquelle on opère, et l'y plonger ; la tige graduée est d'un très-petit diamètre, aussi n'a-t-on pu écrire que trois chiffres : 100 par exemple au lieu de 1,000 ; on n'aura donc qu'un 0 à ajouter à la densité que ce chiffre indique pour être égale à celle que donnent les autres instruments.

A l'aréomètre de Baumé, l'urine de l'homme sain dans la force de l'âge pèse 1,018 (l'eau distillée pesant 1,000) ; M. Rayer, qui donne ce chiffre, opérait sur l'urine du matin. Becquerel, qui prenait la densité de l'urine rendue dans les 24 heures, comme l'avait fait avant lui M. Lecanu, a trouvé qu'elle pesait, chez l'homme adulte, de 1,018 à

1,019 ; chez la femme, 1,017. Chez le vieillard et chez l'enfant, l'urine est moins dense.

M. Lecanu, qui a fait 120 analyses de l'urine normale, a trouvé des chiffres assez distants les uns des autres, de 116 à 131. Si l'on prend la densité d'une urine qui vient d'être rendue, il faut attendre que la température en soit descendue entre 8° et 12°. Cette précaution est inutile si l'on opère sur une masse d'urine rendue dans les 24 heures. — L'*alimentation* est une des causes les plus puissantes des variations qui se manifestent dans la densité du liquide urinaire; aussi les observateurs s'accordent-ils encore de nos jours à reconnaître la différence qui existe entre les urines des diverses heures de la journée; on a même à cet égard conservé les divisions des anciens.

1° *Urine de la boisson.* — On appelle ainsi le liquide rendu après l'ingurgitation d'une certaine quantité de liquide, soit pendant soit après le repas. Elle est d'autant plus claire et plus légère que la quantité d'eau introduite est plus grande. Sœmmering, Cooper, et de nos jours plusieurs chirurgiens ont eu l'occasion de remarquer, dans quelques cas d'atrophie de vessie, que si l'urine s'écoulait par gouttes à l'orifice des uretères, avant la boisson, quelque temps après elle s'écoulait par jet. — La *densité* de l'urine de la boisson est assez faible, car les matériaux solides qui augmentent sa pesanteur sont peu abondants, et mêlés à une grande quantité d'eau qui leur sert de véhicule. — D'après Rayer et Nysten, les principaux sels qui entrent dans la composition de cette urine, seraient dans une proportion seize fois moins grande que dans l'urine de la digestion.

2° *Urine de la digestion ou du chyle.* — C'est le liquide rendu 2 ou 3 heures après le repas, lorsque la digestion s'opère; alors sa densité est influencée par la quantité et la nature des aliments ingérés ; M. Chossat a remarqué que ce changement avait lieu surtout la troisième et la quatrième heure après la digestion, pour rester la même les deux heures suivantes. — *Le régime animal est suivi d'augmentation de la pesanteur, un régime purement végétal au contraire en amène la diminution.*

3° *Urine du sang ou du matin* que Becquerel propose d'appeler *produit de la sécrétion rénale :* celle-ci est plus en rapport avec la composition du sang, et les boissons et les aliments introduits la veille dans l'estomac n'exercent plus sur elle qu'une bien faible influence, — aussi elle est plus dense, plus colorée et plus acide que les deux précédentes. — Après l'alimentation, il faut citer la *température* ambiante comme influençant sensiblement la densité de l'urine. — Quand la chaleur atmosphérique est intense, elle favorise l'évaporation cutanée et les autres exhalations : aussi la quantité d'eau rendue dans les urines est moindre, les sels se trouvent dissous dans une plus petite quantité de liquide, et sa densité augmente.

La température de l'air doit donc être prise en considération, plus elle est basse, plus la proportion d'eau dans l'urine est grande, parce que la transpiration est moins abondante : si elle est très-élevée, la proportion d'eau diminue par rapport aux matières solides. Toutes choses égales d'ailleurs, les urines rares sont plus denses que les urines abondantes.

Des modifications dans la *densité* de l'urine surviennent pendant les maladies et fournissent au médecin des indices utiles. Le *début* et la *fin* d'un accès de fièvre sont accompagnés d'une grande différence de densité et d'aspect du liquide urinaire ; pâle et décoloré au début, rare, coloré, sédimenteux à la fin. — Dans les trois périodes de la fièvre intermittente, l'urine ne présente pas les différences de densité qu'avaient trouvées certains auteurs. M. le professeur Andral et Becquerel ont fait à cet égard des recherches, et l'observation d'un grand nombre d'exemples les a conduits à infirmer cette opinion. — Dans le *diabète sucré*, la densité est très-élevée, elle peut aller jusqu'à 1,040 et oscille vers 1,022. — Dans le *diabète insipide* et dans la *polydipsie* sans excès d'urée, elle très-faible, et peut s'abaisser jusqu'à 1,001. — Dans la *néphrite albumineuse chronique*, la densité est moindre que dans l'état normal. « La présence de l'albu-« mine est plus que compensée par la diminution très-no-« table de l'urine et d'une certaine quantité de sels. » (Rayer.) — Dans la *néphrite albumineuse aiguë*, comme la santé générale n'est pas encore altérée et que l'albumine vient s'ajouter comme poids au poids normal des sels que l'urine contient, sa densité est augmentée et oscille de 1,026 à 1,030. — Dans la néphrite rhumatismale, la densité de l'urine est aussi très-élevée : de 1,023 à 1,029. — Dans l'inflammation de la vessie, la densité varie ; tantôt elle descend au-dessous du chiffre normal 1,018, tantôt elle s'élève beaucoup au-dessus de 1,027, phénomène qui peut être attribué à la plus ou moins grande quantité de mucus et de pus que contient l'urine, sa densité chez le malade affaibli n'étant pas égale à 1,018, pesanteur normale. — Dans les autres maladies, les phlegmasies, par exemple, la densité subit de telles variations qu'on ne peut en tirer des conséquences ; elles sont dues, le plus souvent, aux quantités de tisanes avalées, aux lavements, aux bains, etc. — On a fait des tableaux indiquant les différences de densité dans les maladies, mais les résultats doivent être imparfaits. Dans le *diabète sucré*, on doit faire une étude journalière et comparative de la pesanteur de l'urine ; on s'assure de cette manière si la proportion de *sucre* augmente ou diminue, sous l'influence du traitement ou du régime. Dans la néphrite albumineuse, l'examen journalier du poids de l'urine est utile, il faut que l'albumine ait complétement disparu.

Avant de terminer ce qui concerne la pesanteur spécifique de l'urine, je rappellerai que s'il ne s'agit pas d'un simple examen, mais d'analyse sérieuse, il faudra recueillir, comme l'ont fait M. Lecanu et Becquerel, l'urine rendue dans les 24 heures, examiner sa densité, son volume, etc., chaque jour, je suppose pendant 10 jours, puis les 10 jours qui suivront réunir la totalité des urines, et opérer à leur égard comme à l'égard de celles rendues dans les 24 heures. C'est le meilleur moyen de se mettre à l'abri des erreurs produites par les différences de sécrétion d'un jour ou d'un autre. — Cette manière de procéder est impraticable dans un grand nombre de maladies et auprès de la plupart des malades, mais je le répète, on n'agit ainsi que dans les analyses scientifiques.

L'eau entre pour les 19/20 dans la composition de l'urine ; quelquefois son augmentation ou sa diminution est la seule cause des variations de densité ; les autres parties constituantes restent dans les proportions normales, il est donc nécessaire de se rendre compte des variations que subit la quantité d'eau. Pour y arriver, on avait proposé différents moyens inexacts, difficiles à mettre en pratique ; le meilleur procédé, c'est l'évaporation directe à feu doux, sur un vase de porcelaine placé sur une rondelle opaque qui empêche l'effet du feu sur les points du vase situés au-dessus du niveau du liquide. On pèse avant l'opération, et on pèse les matière solides quand elles sont arrivées à une dessiccation assez complète.

L'eau est très-abondante dans l'urine du *diabète insipide*. — *Dans la polydipsie*, elle est en rapport avec les quantités avalées. — *Dans l'hystérie*, elle se trouve en grande proportion, surtout après les accès. — *Dans la chlorose*, sur 1,000 parties de liquide, l'eau a été trouvée dans une proportion de 990. — Dans *l'âge avancé*, la proportion augmente. Au contraire, l'eau diminue de quantité, dans les périodes de dessiccation, de desquamation des fièvres éruptives, à la fin des accès de fièvre. Lorsque la quantité d'eau a diminué seule, sans changement dans les autres parties constituantes, l'urine laisse déposer en refroidissant des sels que l'eau à un certain degré de chaleur pourrait encore dissoudre. Dans ce cas, pour s'assurer du fait, il suffit d'ajouter un peu d'eau chaude à cette urine refroidie, ou de la chauffer légèrement, et elle reprend sa transparence par l'un et l'autre procédé.

VI. La QUANTITÉ d'urine sécrétée dans les 24 heures est variable. Un adulte peut n'en rendre dans ce laps de temps que 750 grammes, et un autre 2,300 grammes. Aussi, pour établir une moyenne, a-t-on dû se baser sur des observations nombreuses. Les chiffres donnés à ce sujet sont un peu éloignés les uns des autres.

Haller a porté la quantité moyenne à			1568gr,0
Prout, à			1040
Bostoch, à			1280
M. Rayer, à			1257
M. Lecanu, à			1268
Becquerel	Quantité moyenne en 24 heures	chez l'homme	1267,3
		chez la femme	1371,7
	Moyenne générale		1319,5

On peut expliquer cette diversité de chiffres que donnent les auteurs par les quantités inégales que sécrètent les différents individus. L'observation a pu porter dans un cas sur une majorité d'individus urinant peu. Les limites physiologiques de l'urine rendue dans les 24 heures varient donc entre 900 grammes et 1,500 grammes.

Des changements peuvent survenir dans la quantité sécrétée chez certains individus, sous l'influence de causes, dont la portée est plus ou moins incompréhensible. — Un client de mon père, observé par Marjolin et Blandin, lorsqu'il était debout ne sécrétait pas d'urine, s'il se couchait quelque temps, la quantité sécrétée était très-considérable. Un autre que j'ai suivi moi-même assez longtemps, rendait peu d'urine le jour, qu'il fût couché ou debout ; la nuit, la sécrétion devenait très-abondante, qu'il gardât la position horizontale ou verticale.

La sécrétion urinaire subit dans les maladies des modifications de quantité, peu sensibles dans la plupart, très-manifestes dans un petit nombre. Il y a une *augmentation* de sécrétion dans la *polydipsie*, dans le *diabète sucré* et dans quelques maladies chroniques, entre autres la phthisie pulmonaire. On s'est mis à l'abri des erreurs en pesant avec grand soin les boissons et les urines. L'absorption de *certains médicaments appelés diurétiques* est suivie d'une sécrétion urinaire plus abondante qu'à l'état normal. La *diminution* dans la quantité s'observe plus fréquemment. L'urine est rare à la fin des *accès de fièvre*. Au début de l'*inflammation aiguë des reins*, la quantité sécrétée est très-petite. Le même phénomène se passe dans les hydropisies symptomatiques d'*altérations organiques du foie et du cœur*. La sécrétion est presque complétement suspendue, et cela pendant des jours, et même des semaines, à la suite de la *diarrhée*, du *choléra*, de *sueurs abondantes*. Les individus qui meurent d'inanition, quelques paralysés fort âgés ne prenant plus d'exercice et chez lesquels le besoin d'ingérer des aliments et des liquides s'est presque éteint, ne rendent que des quantités d'urine infiniment petites, à peine quelques grammes.

CHAPITRE III

PROPRIÉTÉS CHIMIQUES DE L'URINE ; VARIATIONS DANS LES MALADIES.

Après avoir passé en revue les propriétés physiques de l'urine, le médecin doit s'assurer des changements survenus dans sa constitution chimique. Mais pour procéder à cet examen et apprécier les changements qui surviennent dans la proportion des éléments constitutifs, il est nécessaire de savoir quels sont ces éléments et dans quelle proportion ils y entrent ; on sera ainsi plus à même de reconnaître quels sont les éléments organiques accidentels qui peuvent s'y trouver et changer sa composition. Avant de poursuivre je veux donner un aperçu des analyses faites sur l'urine normale. Le dernier mot n'est pas dit sur l'analyse précise de ce liquide, et les chimistes ne sont pas d'accord sur certains points importants, entre autres sur les acides organiques et les matières colorantes qu'il contient.

L'*urine* contient sur 1,000 parties une portion d'eau variable dont j'ai donné le chiffre et de plus une portion d matières solides tenues en dissolution, qu'on peut évaluer e moyenne générale à 28^{g},066. — Il n'existe dans la science qu'un petit nombre d'analyses quantitatives faites assez délicatement pour être prises comme type ; elles ne se rapprochent pas toutes les unes des autres. C'est à Berzelius qu'on doit la première qui date de plus de trente ans ; il a trouvé une très-forte proportion de matériaux solides sans indiquer la densité du liquide sur lequel il a opéré. D'autres analyses ont été faites depuis ; je donnerai les chiffres de MM. Lecanu et Becquerel qui se rapprochent le plus les uns des autres.

COMPOSITION DE L'URINE SUR 1,000 PARTIES.

Eau			971^{gr},935
Urée			12 ,102
Acide urique			0,398
Sels fixes et indécomposables	Chlorures. Phosphates. Sulfates	de chaux de soude de potasse de magnésie	6 ,619
Matières organiq. qu'on ne peut doser et isoler séparément	Acide lactique Lactate d'ammoniaque Matières colorantes — extractives		8 ,647

L'*eau* peut varier de 960 grammes à 980 grammes, sans cesser d'être en proportion normale. Berzelius, sur 1,000 grammes d'urine, porte son poids à 933 grammes seulement.

L'*urée* peut varier entre 10 et 15 grammes. Berzelius, pour 1,000 grammes, a trouvé 30gr,10 d'urée, ce qui peut sembler énorme. Becquerel accuse le chiffre de 12gr,102 qui est presque conforme à celui de M. Lecanu, 13gr,074.

L'*acide urique* peut osciller de poids entre 0gr,3 et 0gr,5. M. Lecanu a trouvé 0gr,410, Berzelius beaucoup plus, 1gr,0.

Les *sels fixes* de 6gr,619 peuvent descendre à 6 grammes, et monter à 10 grammes sans sortir du poids naturel ; Berzelius donne pour moyenne 15 grammes.

Les *matières organiques* peuvent elles-mêmes varier entre 8 et 10 grammes. Berzelius élève leur chiffre jusqu'à plus de 17 grammes.

1° L'Acidité. — Dans l'étude des propriétés chimiques de l'urine on commence par chercher si elle est acide ou alcaline. Pour s'assurer qu'elle est acide, on trempe dans le liquide un morceau de papier bleu de tournesol d'une teinte uniforme et préparé avec soin. S'il rougit peu, beaucoup, ou très-fortement, on en conclura qu'elle est peu, assez, ou très-acide. On peut, d'une manière plus exacte, mais plus longue il est vrai et peu praticable au lit du malade, déterminer le degré d'acidité. On prend de la teinture bleue de tournesol dont on sature préalablement l'excès d'alcali avec de l'acide acétique jusqu'au point de la faire passer au rouge et qu'il suffise de la mélanger avec une liqueur très-faiblement acide pour qu'elle devienne tout à fait rouge. On verse une certaine quantité de l'urine qu'on examine, dans ce mélange devenu rouge, on fait tomber, d'une éprouvette graduée, de l'ammoniaque goutte à goutte jusqu'à ce que la liqueur commence à devenir bleue. Il se forme un précipité qu'on laisse déposer. La quantité d'alcali versée sert à déterminer le degré d'acidité de l'urine. C'est à la présence d'un acide libre qui s'y trouve en plus ou moins grande proportion, que l'urine normale doit la propriété de rougir le papier de tournesol. Cet acide, sur la nature duquel on n'est pas d'accord, que M. Thenard regarde comme un *acide organique*, sans le désigner, a été reconnu pour de l'*acide acétique ;* puis Berzelius, dans ses expériences, a trouvé que c'était de l'*acide lactique*. Depuis, en 1842, Liebig a fait des expériences et n'a pu trouver d'*acide lactique*, mais il a reconnu de l'*acide acétique ;* il a admis que l'acidité est due aux acides hippurique et urique, et à une certaine quantité d'*acide sulfurique* provenant de la combustion des matériaux sulfurés de l'organisation. Quelques années plus tard, Liebig (1) a retrouvé de l'*acide lactique* dans l'urine.

On avait admis que l'acide lactique était combiné avec l'urée ; M. Pelouze a prouvé que le lactate d'urée n'existe pas. En étudiant l'acide urique, nous verrons bientôt les différentes hypothèses émises sur la cause de l'acidité de l'urine.

Quelle que soit la nature de l'acide qui tient en dissolution les phosphates, il est nécessaire de constater sa puissance par les moyens que j'ai indiqués précédemment.

Dans la gravelle, on doit noter le degré d'acidité, afin de savoir si l'acide qui précipite l'acide urique est fort ou faible, et pour savoir aussi, quand on prescrit les alcalins, quelle est leur action sur l'urine, afin de modifier, s'il est nécessaire, ou de continuer le mode d'administration.

Dans la goutte, le retour de l'acidité de l'urine indique la fin des attaques. L'acidité étant une propriété de l'urine normale, ce caractère est d'un grand secours ; il sert à indiquer de quel côté on doit porter ses investigations.

2° L'ALCALINITÉ. — On apprécie l'alcalinité de l'urine en y plongeant du papier de tournesol bleu faiblement rougi par

(1) *Annales de phys. et de chim.*, t. XXIII.

un acide. Si elle est alcaline, le papier redeviendra bleu. Ce papier doit être préparé et séché avec soin. On opère sur l'urine aussitôt qu'elle a été rendue, quand on veut savoir ce qu'elle est dans la vessie.

Quand on veut savoir si une urine expulsée acide s'altère vite, on attend quelques heures pour y replonger le papier de tournesol rougi ; il est ramené au bleu d'une manière plus ou moins accentuée, selon que le liquide s'est plus ou moins vite altéré. On peut aussi employer un procédé analogue à celui que j'ai indiqué pour évaluer son acidité. On prend une mesure de teinture de tournesol rougie, mais sur le point de passer au bleu, on y verse une quantité donnée de l'urine alcaline, qui la ramène tout à fait au bleu. On verse alors goutte à goutte l'acide avec une éprouvette graduée, et on calcule le degré d'alcalinité, d'après la quantité d'acide qu'il a fallu pour rendre le liquide rouge.

L'urine *sécrétée acide* se décompose promptement en présence du sang, du pus et du mucus, et devient alcaline.

L'*alcalinité* de l'urine peut être due à l'usage interne de l'eau de chaux ou des sels alcalins, comme le bicarbonate de soude ou de potasse, qui passent en nature dans le liquide.

Certains fruits légèrement acides, mais mûrs, pris en grande quantité, les fraises, les cerises, les pruneaux, le raisin, rendent l'urine *neutre* ou *alcaline*. *Ces cas exceptés, l'urine doit seulement son alcalinité à la décomposition de l'urée qui se transforme en carbonate d'ammoniaque.*

Liebig a fait des recherches fort remarquables sur l'acide urique et l'urée ; il a fait subir à ces deux corps, au moyen d'agents puissants (la chaleur, les oxydes métalliques, les acides concentrés), une multitude de transformations se rapprochant de quelques substances organiques par les éléments constitutifs, mais avec un autre arrangement moléculaire. Il a donné à ces corps nouveaux des noms hypothétiques. J'en dirai quelques mots à propos de l'acide urique. J'ajouterai seulement que l'*urée* chauffée à 300° se transforme en ammoniaque et en une poudre qui est de l'acide cyanurique. La distillation de cette poudre donne de l'acide cyanique hydraté et une certaine quantité d'urée régénérée. L'analyse a démontré en effet que l'urée est composée comme le cyanate d'ammoniaque et le carbonate d'ammoniaque, moins les éléments de deux atomes d'eau. Ces deux atomes d'eau, l'urée les rencontre dans l'urine dont les matières animales facilitent la décomposition, et dès ce moment il se forme du carbonate d'ammoniaque suivant la formule

$$C^2O^2,Az^4H^8 + O^2H^4 = C^2O^4 + Az^4H^{12}.$$

Ce phénomène se passe *soit dans les reins, soit dans la vessie, soit au dehors, quand l'urine est abandonnée à elle-même à l'air libre.* L'urine devient moins acide, puis neutre, puis enfin alcaline ; alors le phosphate de chaux, n'étant plus dissous par un acide, se dépose, l'acide carbonique abandonne l'ammoniaque, se porte vers la chaux, forme un sous-carbonate de chaux qui se précipite, et l'ammoniaque se porte sur le phosphate acide de magnésie et se transforme en phosphate ammoniaco-magnésien neutre ou bibasique, qui cristallise.

On a remarqué que la destruction partielle de la matière colorante est aussi une des phases du phénomène de la décomposition de l'urine, car ce liquide pâlit quelquefois manifestement quand sa décomposition est commencée et que son alcalinité n'est pas encore appréciable ; mais on observe surtout cette décoloration dans les urines qui sont franchement alcalines ; l'ébullition amène un précipité blanc de chaux et de magnésie qu'un acide dissout aussitôt, ce qui n'aurait pas lieu, si le nuage était formé par l'albumine.

1° *L'urine peut être sécrétée alcaline.* Le fait a été observé dans *certaines néphrites*, et on doit distinguer cette urine de celle dont la décomposition de l'urée a eu lieu plus tard, soit dans la vessie, soit au dehors, à ce caractère, qu'elle n'a point l'odeur de putréfaction comme dans les deux autres cas.

2° *Elle peut être aussi sécrétée alcaline* dans quelques cas de néphrites albumineuses ; mais d'une manière passagère,

3° Assez souvent dans la *néphrite chronique ;*

4° Plus rarement dans la *néphrite aiguë.*

5° L'alcalescence de l'urine s'observe ordinairement dans l'*inflammation aiguë*, et toujours dans l'inflammation *chronique de la vessie*, le liquide urinaire séjournant longtemps en contact avec le pus, le mucus et le sang.

6° L'urine est toujours alcaline dans les cas de rétention incomplète d'urine causée par une tuméfaction de la prostate que ne tarde pas à suivre une cystite chronique intense (j'insiste sur ce fait parce qu'il est d'une grande importance) ; la prostate, en se développant, élève le niveau du col de la vessie en même temps qu'elle l'obstrue ; le réservoir se vide incomplétement, il reste une quantité d'urine qui stagne, s'altère ; le carbonate d'ammoniaque se développe, et l'urine nouvellement sécrétée mêlée à l'ancienne devient alcaline en peu de temps. Cet état de choses persistant, la muqueuse ne tarde pas à s'enflammer, à sécréter du mucus, du pus, elle s'ulcère en certains points, du sang s'écoule ; toutes ces matières organiques, hâtant, comme je viens de le dire, la décomposition de l'urée, causent l'alcalescence de l'urine.

L'urine est aussi quelquefois alcaline, dans les cas de rétention complète, après un séjour prolongé dans la vessie.

[Dans l'état actuel de la science, je ne puis encore parler des urines qui bleuissent par l'acide nitrique. C'est un fait observé par M. Gubler dans les fièvres graves compliquées d'éruption, et relaté par M. Durante dans sa thèse de 1862.

On ne peut non plus se prononcer sur la propriété qu'aurait l'urine chargée de sucre ou d'acide urique, ou d'urates, de décolorer la teinture d'iode. Les expériences de MM. Trousseau et Dumontpallier et celles de M. L. Corvisart sont encore trop récentes.]

LIVRE II

CARACTÈRES CHIMIQUES, PHYSIQUES, MICROGRAPHIQUES DES SELS DE L'URINE

L'analyse chimique a démontré que les concrétions urinaires sont composées différemment. On a, d'après ces différences, établi des espèces s'élevant au nombre de quatorze et plus, selon quelques auteurs. Je rapprocherai ces diverses espèces admises, en groupes de familles d'après leur origine; l'esprit, moins préoccupé d'une aussi grande diversité, peut considérer seulement les *trois types importants* existant seuls en réalité; au point de vue du traitement on peut même les réduire à deux :

1° *Gravelle urique et oxalique* accompagnant les urines à réaction acide; comprenant, l'acide urique seul, les urates et les oxalates. D'éminents chimistes (1) ont classé la *cystine* dans les dérivés de l'acide urique, c'est un motif suffisant pour donner à la gravelle cystique une place dans la gravelle urique.

2° *Gravelle phosphatique* existant dans l'urine à réaction alcaline, auprès de laquelle on peut ranger les concrétions de carbonate de chaux.

(1) Pelouze et Fremy, *Cours de chimie générale*.

CHAPITRE PREMIER

ACIDE URIQUE

Dans son *Traité des maladies des reins*, M. Rayer dit qu'il a toujours trouvé l'urine des malades affectés de gravelle urique ou goutteuse, d'une acidité très-prononcée, lors même que sa couleur est peu foncée. Le phosphate acide de soude est la cause de cette réaction acide, et non pas l'acide urique, qui n'existe à l'état libre dans l'urine que dans de trop faibles proportions.

La gravelle urique ou goutteuse est formée, dans la majorité des cas, par l'acide urique presque pur, libre, dégagé des bases ou alcalis avec lesquels il peut se combiner. On rencontre moins fréquemment des graviers formés d'urates, qui résultent de la combinaison de l'acide urique avec ces alcalis. L'oxalate de chaux est souvent associé à l'acide urique ou aux urates.

L'examen chimique des collections de calculs est favorable à cette opinion. M. Lecanu sur 109 graviers en a trouvé 79 d'acide urique presque pur.

Si les chiffres qui résultent de mes recherches sont un peu différents, ils ont cependant la même signification : en effet, sur 252 grosses pierres, calculs et échantillons de pierres qui composent la collection que mon père et moi nous avons obtenue par la taille, par la lithotritie et par les graviers que les malades ont rendus spontanément ; sur 252 calculs, dis-je :

146	calculs sont formés	d'acide urique presque pur,
7	—	d'acide urique au centre entouré d'une couche de phosphate ;
2	—	d'acide urique au centre entouré d'urate de chaux et d'ammoniaque ;
1	—	d'acide urique au centre entouré d'oxalates ;
7	—	d'acide urique à l'extérieur avec un noyau central d'oxalate ;
4	—	de noyaux d'oxalate calcaire au centre entouré de phosphates ammoniaco-magnésiens (*dont un à deux noyaux*) ;
16	—	d'oxalate calcaire seulement ;
34	—	d'urates divers d'ammoniaque et de magnésie, de soude, de potasse et d'ammoniaque, de potasse, de chaux et de magnésie (*dont un à deux et un à trois noyaux*) ;
7	—	d'urate d'ammoniaque (deux uniquement formés de ce sel, les autres plus ou moins mélangés à d'autres urates) ;
4	—	d'urate, avec noyau central d'oxalate, dont un avec couches successives d'urates et d'oxalates ;
15	—	de phosphate de chaux et de phosphate triple ;
3	—	deux de carbonate de chaux et un de carbonate de magnésie ;
6	—	de cystine.

En ajoutant au chiffre 146 les 10 calculs dont le noyau central est composé d'acide urique, on obtient 156 calculs d'acide urique sur 252, ce qui fait presque les trois cinquièmes. Selon Prout (1), les concrétions d'acide urique forment les deux tiers au moins du nombre total des noyaux autour duquel viennent se réunir les autres substances calculeuses.

Le relevé du tableau de mes observations prises auprès des malades que j'ai soignés de la gravelle et que j'ai opérés de la pierre, donne une proportion bien plus forte de concrétions d'acide urique.

Sur 238 malades affectés de la gravelle et de la pierre ;
201 — ont eu des pierres, ou rendu des graviers d'acide urique ;
6 — ont rendu de la gravelle phosphatique ;

(1) *Traité de la gravelle*, 1823, p. 132.

10 malades ont eu des pierres secondaires formées de phosphate (parmi eux, deux, à ma connaissance, avaient expulsé au début de leur maladie des graviers d'acide urique) ;
5 — de la gravelle oxalique,
6 — ont rendu des graviers, ou ont eu des pierres d'urate d'ammoniaque ;
1 — a expulsé un gros gravier de cystine ;
9 — ont rendu des graviers que je n'ai pas eus sous les yeux et dont la nature est restée indéterminée, aucune analyse n'ayant été faite.

D'après les chiffres précédents, l'acide urique composerait plus des quatre cinquièmes des concrétions.

Acide urique.

L'acide urique pur ($C^5H^2O^3Az^2$) a été découvert en 1775 par Schéele, chimiste suédois, qui l'a extrait d'une pierre vésicale, d'où le nom d'acide lithique qu'il lui donna. L'acide urique a encore été désigné sous les noms d'oxyde urique, d'acide bézoardique, d'acide lithiasique. Sa dissolution est incolore ; la réaction acide de l'urine ne peut être attribuée à l'acide urique, qui rougit à peine le papier de tournesol et dont une quantité infiniment petite seulement se dissout dans l'urine : il faut 1,720 parties d'eau à 15 degrés pour dissoudre une partie d'acide urique. « Rien ne prouve, jusqu'à « présent, que l'urine en puisse dissoudre plus que l'eau, en « sorte que lorsqu'il en existe réellement à l'état libre dans « l'urine encore chaude, ce qui est rare, nous l'avons dit, il « n'en peut exister guère plus de 1/1500, et lorsqu'il y en « a plus il se dépose à l'état solide (1). » C'est au phosphate acide de soude et non à l'acide urique que l'urine doit sa réaction acide ; sa couleur foncée n'est pas due non plus à l'acide urique, elle en dissout trop peu pour cela, et l'urine très-pâle peut cependant laisser déposer des cristaux très-colorés de cet acide.

(1) Robin et Verdeil, *Chimie anatomique*, t. II, p. 399.

L'acide urique pur est un produit accidentel ou pathologique, et ne remplit qu'un rôle secondaire dans la constitution de l'urine. Lorsque, par des causes dont je citerai les plus importantes, il paraît en trop grande proportion, *il se dépose dans les reins ou dans la vessie, et en est rejeté directement à l'état cristallin, principal caractère pathologique de la gravelle.* — Des boissons excitantes, comme le café, le vin, les liqueurs ; des boissons gazeuses, comme l'eau de Seltz, le champagne ; certains états morbides, tels que les inflammations, la goutte, le rhumatisme articulaire, un trouble dans les fonctions digestives, favorisent la formation et le dépôt de l'acide urique cristallisé. — Il existe dans le sang, mais seulement combiné avec la soude ou l'ammoniaque, formant avec ces bases des urates. Garrod (1) a constaté dans plus de cent analyses, que le sang des goutteux renferme une quantité anormale d'urate de soude. L'acide urique ne devient libre que dans les tubes urinifères des reins en dehors des capillaires sanguins.

Berzelius admettait l'existence de l'acide urique dans l'urine, à l'état libre, au moins en partie, et l'y considérait comme dissous en vertu seulement de sa solubilité dans l'eau. L'urine récente, nous l'avons vu, rougit le papier de tournesol ; Berzelius a attribué cette acidité à un acide libre, par cette raison que, « conformément aux lois de l'affinité chimique, les acides de l'urine pouvant se combiner avec les alcalis qu'ils rencontrent dans ce liquide, et s'en saturer à raison de leur degré d'affinité respective, il résulte de là que lorsque les alcalis sont insuffisants pour opérer la saturation complète, les acides les plus faibles doivent rester sans combinaison. Or ceux de cette dernière espèce sont les acides lactique et urique (2). »

(1) *Gout and Rheumatic Gout*, Lond., 1859.
(2) *Méd. chirurg.*, t. III, p. 257.

Prout (1) le premier a combattu l'opinion de Berzelius, en démontrant que l'acide urique existe à peine dans l'urine comme acide libre, mais en assez grande quantité à l'état d'urate ; il s'est fondé pour cela :

1° Sur le peu de solubilité de l'acide urique, qui exige pour se dissoudre 1,720 parties d'eau ;

2° Sur son déplacement et son dépôt sous forme solide, par l'addition des acides les plus faibles, même de l'acide carbonique. « Ce phénomène, ajoute Prout avec raison, ne peut « s'expliquer qu'en supposant, de la part du nouvel acide, « une action qui tend à séparer l'acide urique du corps qui « le tenait dissous. »

3° L'acide urique n'est jamais sécrété à l'état libre, les animaux mêmes, les oiseaux, les serpents, le rejettent combiné à l'ammoniaque, etc. C'est une loi générale, à laquelle on prétend à tort que l'homme fait exception.

4° Lorsqu'on évapore l'urine dans le vide, ce sont des urates pulvérulents qui se déposent, tandis que si c'était de l'acide urique qui fût en dissolution, il se déposerait à l'état cristallin.

L'acide urique qui se dépose du jour au lendemain ne peut plus se dissoudre, quand on porte de nouveau l'urine à la température du corps et même à 45 degrés ; il faut pour y arriver la faire bouillir. Les urates au contraire se dissolvent à 40 degrés, différence qui, selon Prout, peut déjà servir à distinguer ces deux principes l'un de l'autre.

La même manière de voir est professée par MM. Robin et Verdeil ; ils disent avec Lehmann : « L'acide urique, qui dans « un grand nombre de cas se dépose du jour au lendemain, est « trop abondant pour avoir été formé en dissolution comme « acide urique, il provient de l'urate de soude normal, qui « a été décomposé par l'acide lactique qui se forme lorsque

(1) *Traité de la gravelle*, p. 26, 1823. — *Essai sur les causes qui peuvent amener la formation du calcul*. Angers, 1824.

« l'urine exposée à l'air subit la catalyse lactique décrite par « Cherer (1). »

La présence de l'acide urique dans l'urine est sujette à des intermittences ; c'est la conséquence de ce qui précède. Cette apparition temporaire dépend donc de la formation lactique, de circonstances d'excitation ou de maladies fébriles avec inflammation. Il n'est donc pas prouvé que l'acide urique existe dans l'urine autrement que combiné avec la soude, l'ammoniaque, la chaux, etc., à l'état d'urates. Cependant un fait observé par Liebig a été interprété dans un sens favorable à la dissolution directe de l'acide urique dans l'urine, dont un des principes viendrait faciliter cette dissolution. Liebig admet que le phosphate de soude dissout l'acide urique : cela est vrai, mais à la condition de le décomposer pour le transformer en urate de soude qui reste dissous. L'acide urique en se dissolvant a cessé d'être acide urique pour devenir urate de soude ou d'ammoniaque, et a fait passer le phosphate à l'état de sel acide. Ce n'est donc pas une dissolution, mais bien une transformation.

Quevenne, Becquerel et M. Vigla ont pensé déterminer la dose d'acide urique libre dans l'urine en le précipitant par l'acide chlorhydrique ; mais ce sont des urates qu'on décom-

(1) Robin et Verdeil, *loc. cit.*, p. 366. « Cherer a observé que l'urine fraî« che, exposée à l'air, subit une sorte de fermentation qui a pour résultat la « production d'un acide libre. Lehmann avait déjà observé que chez les dia« bétiques, l'urine, qui fraîche réagissait neutre ou alcaline, devenait bientôt « acide. La facilité avec laquelle le sucre formé dans l'organisme passe dans « l'urine, rend probable qu'en plus d'un cas où l'on a trouvé l'acide lactique et « des lactates dans l'urine, il proviendrait de la catalyse lactique de ce sucre, « phénomènes dont toutes les conditions se trouvent dans l'urine. L'acide « lactique ainsi formé décomposant les urates, il doit en résulter la forma« tion de lactates. Il ne serait pas impossible que, quelquefois ce phénomène « commençant dans la vessie, ce ne fût ici la cause qui détermine la préci« pitation de l'acide urique qui est, dans certains cas, déjà entraîné par l'u« rine au moment de son émission, et plus probablement encore la cause du « dépôt d'acide urique cristallisant du jour au lendemain dans les urines n'en « contenant pas au moment de leur expulsion. »

pose par ce moyen, sels très-solubles, ainsi que je l'ai dit, et non l'acide urique libre. Cette manière de procéder peut être cause d'une erreur considérable que voici : L'acide urique cristallisé en excès est la personnification de la gravelle, la manifestation de cette maladie ; or, puisqu'on sait quelle quantité insignifiante l'urine peut dissoudre d'acide urique, 1/1700 environ, et avec quelle facilité elle s'en sépare, si l'on regarde comme acide urique libre celui que produira la décomposition des urates, on s'exposera à porter un jugement défectueux, en voyant la gravelle là où il n'y a que des urines chargées d'urates.

La coloration de l'urine passant naguère pour être due à l'acide urique en excès, on avait supposé, sans examen, que l'urine peu colorée des diabétiques n'en contenait pas. M. Rayer a fait justice de cette erreur, il a même montré que l'acide urique se déposait spontanément dans l'urine sucrée. On trouve aussi des cristaux d'acide urique dans le pus qui accompagne la néphrite chronique. L'abstinence prolongée chez les carnivores amène dans leur urine la disparition de l'acide urique ou des urates, et au contraire l'augmentation de l'urée.

La couleur des cristaux et *du sable que forme l'acide urique varie* beaucoup *de nuances, depuis le jaune doré jusqu'au rouge-brique foncé. Il y en a de gris, de jaune-soufre, de rose, de pourpre, de violet;* mais dans la quantité considérable d'exemples de gravelle que j'ai observés, je n'ai jamais vu d'acide urique bleu, comme en a vu M. Chevalier (1).

Par le refroidissement il se forme des paillettes brillantes, ou des cristaux rougeâtres, à la surface du liquide, sur les parois du vase, et dans le fond où ils sont suspendus dans un nuage muqueux très-léger, comme une trame, que disperse la moindre agitation ; les cristaux viennent alors se réunir en

(1) *Essai sur la dissolution de la gravelle et des calculs*, 1835, p. 143.

poudre au fond du vase. Si l'émission du sable urique a lieu alors que l'urine est encore chaude, immédiatement après sa sortie de la vessie, le dépôt de sable se forme et s'amasse aussitôt. On le trouve à l'état cristallin dans les calices, et même dans les tubes urinifères.

Les graviers, les calculs et les pierres d'acide urique sont, ainsi que ses paillettes et ses cristaux, *d'une coloration variant du gris jaune au jaune orange, et du rouge au brun*, cependant moins divers de nuances. La couleur des concrétions est un caractère distinctif, mais il a besoin d'être appuyé par l'analyse. Les calculs d'acide urique sont assez lourds et d'une dureté notable, qui peut être grande dans les cas de cristallisation très-serrée. S'ils sont le résultat de l'agglomération confuse de cristaux gros et inégaux, ils sont poreux et conséquemment plus légers et moins résistants. Les caractères physiques des concrétions font le sujet du chapitre suivant, je ne m'étendrai pas davantage sur ceux des concrétions d'acide urique.

Caractères chimiques de l'acide urique.

L'acide urique se dissout dans l'acide nitrique et donne une liqueur jaune qui, évaporée à siccité, fonce, et donne un résidu rougeâtre dont la teinte devient d'un pourpre éclatant, si on l'humecte avec une goutte d'ammoniaque, ou mieux si on le chauffe au contact de vapeurs ammoniacales. On est plus sûr d'obtenir une réaction et une coloration bien nettes en traitant l'acide urique par la potasse pour l'isoler, puis on décompose cet urate de potasse soluble par l'acide chlorhydrique.

La forme des cristaux d'acide urique est très-arrêtée, il est facile de les reconnaître au microscope : ce sont des paillettes ou lames rhomboïdales, minces, transparentes ; ce sont aussi parfois des rhomboèdres. J'ai fait graver sur bois les dessins micrographiques qui suivent, d'après l'atlas de

MM. Robin et Verdeil (1), et quelques-uns d'après celui de

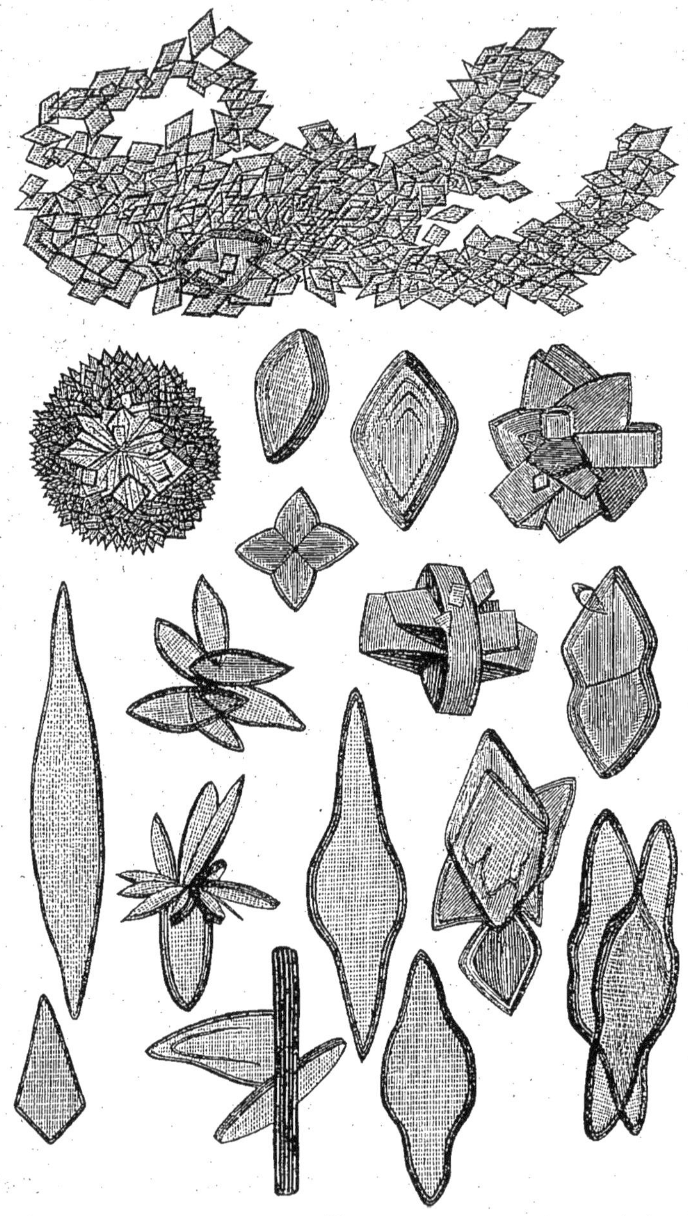

Fig. 1.

(1) *Atlas du Traité de chimie anatomique*. 1853, Paris.

MM. Donné et Foucault (1). L'aspect des derniers cristaux de la figure 1 est différent des premiers, ils proviennent de calculs vésicaux fortement colorés en brun et déposés lentement de leur dissolution dans l'eau bouillante. Les lames et les rhomboèdres se groupent le plus communément en rosaces régulières et irrégulières, elles se touchent par leurs faces ou par leurs extrémités. Parfois ces cristaux

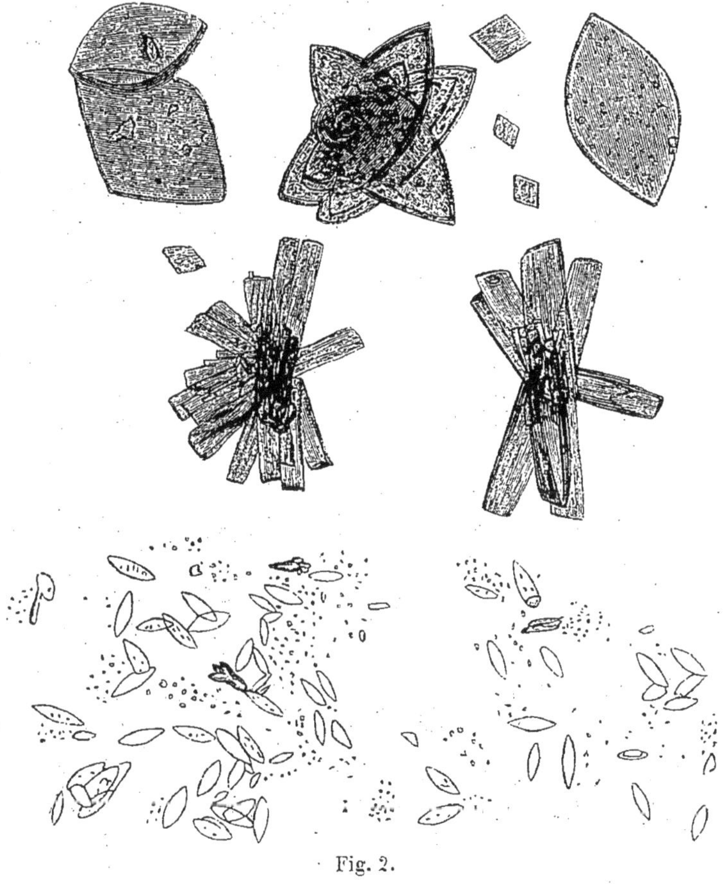

Fig. 2.

ont les angles un peu arrondis, surtout les angles obtus, ce qui leur donne une forme ovale comme dans le haut de la figure 2.

(1) Donné et Foucault, *Atlas du Cours de microscopie*. 1845, Paris.

Les petits cristaux du bas de la même figure représentent l'acide urique obtenu par la décomposition de l'urate de soude à l'aide de l'acide acétique.

Il est bien rare qu'on rencontre des cristaux d'acide urique formant des faisceaux de fines aiguilles irradiées adhérentes aux angles ou aux faces d'une lame rhomboïdale ordinaire, comme dans la figure 3.

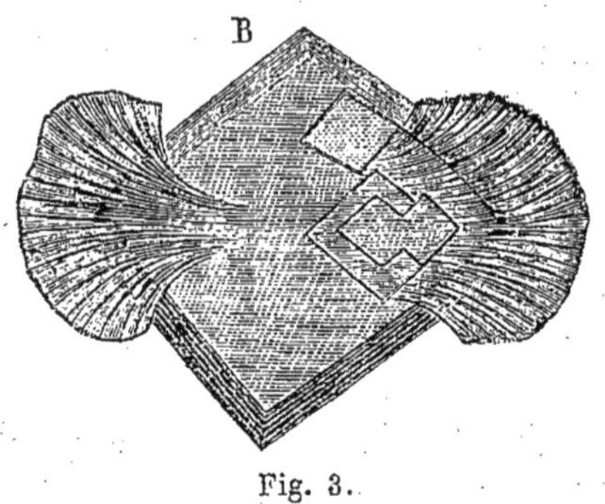

Fig. 3.

L'acide urique hydraté ne revêt pas la même forme cristalline que l'autre. Les dessins de la figure 4 représentent : les

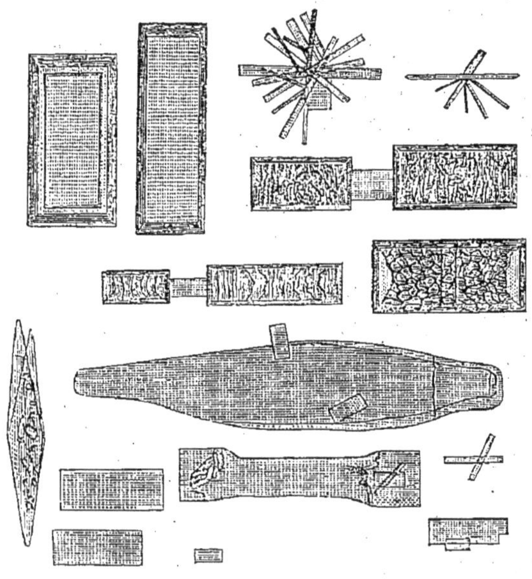

Fig. 4.

premiers, de l'acide urique provenant de calculs urinaires, déposé rapidement de sa dissolution dans l'eau bouillante;

les derniers, de l'acide urique déposé lentement de sa dissolution dans l'eau chaude.

Pour faire un examen micrographique d'acide urique, on peut prendre des cristaux assez volumineux pour être visibles à la loupe ou même à l'œil nu ; s'ils sont opaques et trop gros pour être placés sous le champ du microscope, on doit alors examiner une goutte du dépôt de l'urine où se trouvent ces derniers.

Urate d'ammoniaque.

L'urate d'ammoniaque a été découvert par Fourcroy et Vauquelin dans les calculs urinaires, ils l'ont étudié sous les différentes dispositions qu'il présente dans les couches et les noyaux des calculs. Il peut constituer à lui seul des graviers et des pierres, mais moins souvent qu'on ne l'avait supposé ; il s'associe ordinairement aux autres urates. Mon père (1) l'a vu donner naissance à des calculs chez des malades soumis à un traitement alcalin prolongé.

J'ai, dans ma collection, les débris d'un calcul qui était entièrement formé d'urate d'ammoniaque moins la couche extérieure très-mince d'urate de chaux qui maintenait en place ses molécules. Au moindre choc elle s'est pulvérisée comme un amas de cendre mouillée et séchée, elle a absolument la teinte gris sale de cette matière. Les cinq autres calculs d'urate d'ammoniaque qui sont énumérés dans ma statistique sont moins purs, mêlés à d'autres urates de soude et de chaux, leur teinte grise tire sur le jaune nankin. Les concrétions d'urate d'ammoniaque sont quelquefois d'une teinte ardoisée ; c'est la couleur que présentaient, avec une nuance verdâtre, les fragments d'une pierre dont j'ai débarrassé l'été dernier le sieur Drouin, client du docteur Labat,

(1) Le Roy d'Étiolles père, *Première et deuxième lettres sur la dissolution des calculs* et *Comptes rendus de l'Académie des sciences*, in-8°, 1839, t. IX, p. 821.

de Corbeil. Cette pierre était si friable, qu'elle s'est écrasée dès qu'elle a été saisie par l'instrument.

« L'acide urique, dit M. Rayer (1), est le principal élé« ment des sédiments pulvérulents des urines acides et de « l'urine saine. » W. Prout aussi le regardait comme composant une grande partie du sédiment des urines. MM. Robin et Verdeil ne partagent pas cette opinion, ils pensent avec Wetzlar et Heintz, que c'est l'urate de soude qui domine dans les sédiments.

L'*urate d'ammoniaque* chauffé avec de la potasse dégage de l'ammoniaque, mais l'urée peut être cause d'erreur, car, en se décomposant, elle donne aussi du gaz ammoniac. Quand un dépôt urinaire est composé d'urate d'ammoniaque, sa dissolution s'opère facilement en chauffant de nouveau le liquide seulement à la température de 40 degrés. Il se décompose avec effervescence dans les acides concentrés ; traité par l'acide nitrique ou chlorhydrique étendu de dix parties d'eau, on le voit bientôt se transformer en cristaux d'acide urique qui se déposent. C'est un des caractères qui servent à le distinguer du phosphate de soude, que l'acide azotique dissoudra de même, mais sans décomposition, sans apparition d'acide urique.

Au microscope, quand l'urine vient d'être rendue, les cristaux d'urate d'ammoniaque se reconnaissent par leur aspect pulvérulent amorphe (sans forme), si ce sel est mêlé à d'autres urates, par conséquent s'il est impur.

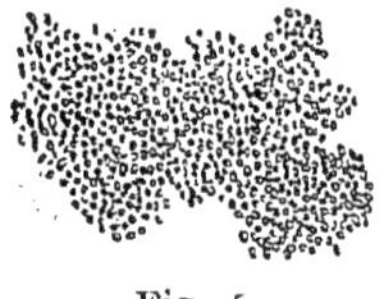

Fig. 5.

C'est la seule forme cristalline micrographique que leur assigne M. Donné (*fig.* 5). Il a confondu, ainsi qu'on le faisait à cette époque, l'urate d'ammoniaque avec l'urate de soude. Quelque temps après l'émission, cette poudre se forme

(1) *Traité des maladies des reins*. Paris, 1839, p. 97, t. I.

en globules noirâtres, et, quand plus tard l'urine est devenue alcaline, les globules s'entourent d'aiguilles. MM. Robin et

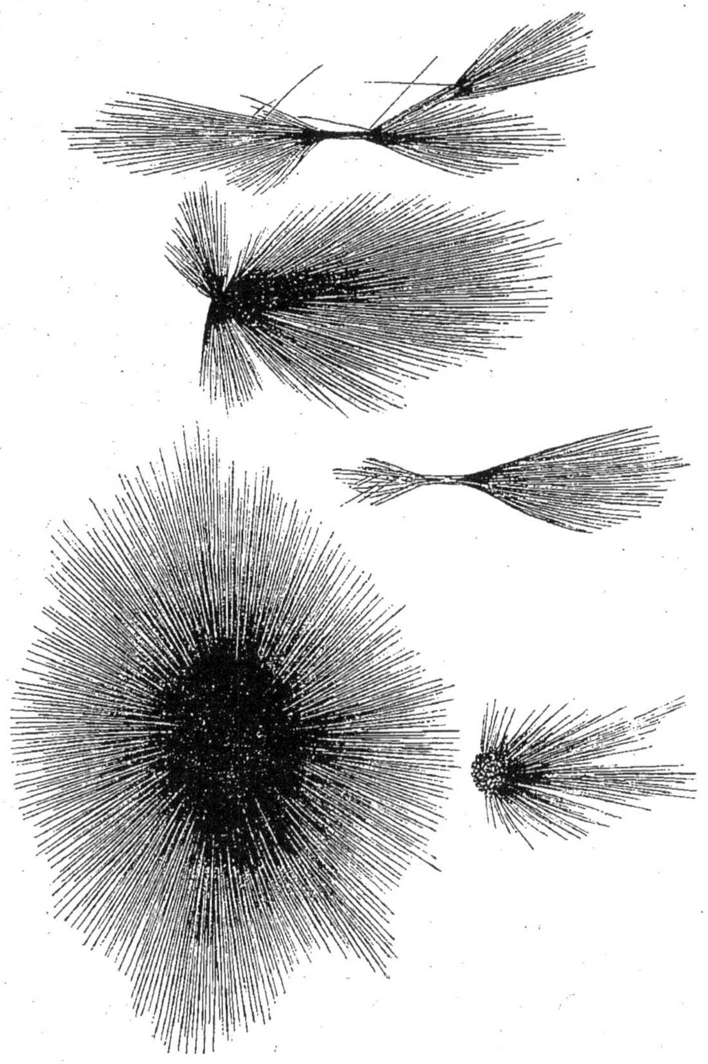

Fig, 6.

Verdeil (1) donnent à ce sel des caractères micrographiques différents (*fig.* 6). « L'urate d'ammoniaque, disent-ils, se

(1) *Traité de chimie anatomique*, t. II, p. 435.

« dépose sous forme de groupes d'aiguilles nombreuses, très-« longues et très-déliées :.... vues à un grossissement de « 250 diamètres, ces masses cristallines apparaissent sous « forme d'aiguilles très-longues, extrêmement fines et déli-« cates ; elles sont incolores ; mais dès que les groupes « qu'elles forment atteignent une certaine épaisseur, ils de-« viennent opaques. Ces aiguilles sont assez souvent aussi « disposées en faisceaux, dont les extrémités sont élargies « en éventail, et le milieu resserré. Enfin un mode de grou-« pement de ces aiguilles, qui est plus rare, nous offre une « grande régularité et beaucoup d'élégance. Ce sont des amas « sphériques d'aiguilles, amas dont le centre est opaque « et la périphérie formée par une quantité innombrable d'ai-« guilles extrêmement délicates et dont çà et là quelques-« unes dépassent les autres. »

Le *sulfate de chaux* et le *lactate de chaux* cristallisent aussi en aiguilles fines groupées à peu près de la même façon; il est cependant facile de les distinguer de l'urate d'ammoniaque. Le lactate de chaux, qui n'a été trouvé jusqu'à présent que dans l'urine du cheval, n'existe qu'en très-petite quantité et ne peut pas cristalliser dans un liquide contenant d'autres substances organiques. Les aiguilles qu'il forme en cristallisant ont quelque chose de raide, elles ne se terminent pas en pointe, et elles s'arrêtent toutes au même niveau à la périphérie d'une masse sphérique. Sous le microscope, une trace d'acide étendu dissout le lactate — pour l'urate d'ammoniaque, au contraire, un acide précipite de l'acide urique. Le sulfate de chaux tire son origine de celui qui est toujours contenu en petites proportions dans les eaux potables, il est à peine soluble dans l'eau contrairement au lactate de chaux et à l'urate d'ammoniaque. Le sulfate de chaux, assez abondant dans le suc pancréatique, n'existe pas dans l'urine, et ses cristaux pour le même grossissement sont trois fois plus gros que ceux du lactate de chaux et deux fois et demie que ceux de l'urate d'ammoniaque.

Gerhardt et Chancel (1) ont donné à l'urate d'ammoniaque quelques-uns des caractères microscopiques de l'urate de soude, et réciproquement. Ils considèrent l'urate d'ammoniaque comme se trouvant dans les urines alcalines, et se présentant au microscope sous forme de poudre entièrement amorphe ; ils prêtent à l'urate de soude les globules entourés d'aiguilles étoilées.

Urate de soude.

L'*urate acide de soude* se rencontre très-rarement dans les sédiments et en petite proportion. Ce sel est plutôt en dissolution directe dans l'urine ; il ne manque jamais dans les urines acides et ne mérite pas de fixer autrement l'attention.

L'*urate neutre de soude* joue un rôle bien plus important que le précédent dans la composition des sédiments. Il constitue presque en entier le dépôt qu'on remarque dans l'urine après un accès de fièvre ; l'urate de chaux et celui d'ammoniaque s'y trouvent en très-petite quantité. Ce sel forme aussi le sable urinaire et concourt souvent, avec d'autres urates, à la formation des calculs, mais jamais il n'en constitue d'entiers à lui seul. M. Le Roy d'Étiolles, mon père, dans ses *Lettres sur la dissolution des calculs*, dit qu'il a vu l'urate de soude et l'urate d'ammoniaque se former en grande quantité, dans l'urine des malades soumis au traitement des eaux alcalines carbonatées sodiques, comme celles de Vichy.

L'urate de soude, vu au microscope, est une poudre formée de granules sphéroïdaux ou ovoïdes, parfois un peu plus ren-

(1) *Analyse qualitative*, p. 444, 1855.

flés aux deux extrémités qu'au centre (*fig.* 7). Leur contour est nettement dessiné, leur centre est coloré en brun, jaune

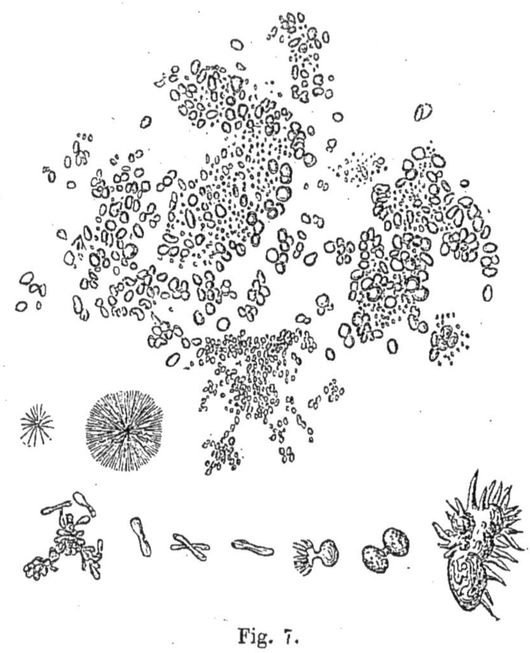

Fig. 7.

ou rouge, mêlé à un peu d'urate d'ammoniaque et de chaux en poudre fine, et à des cristaux d'urate acide de soude sous forme de sphère étoilée. L'urate de soude présente quelquefois des prolongements comme des racines, ainsi qu'on le voit sur le dernier cristal, observé dans un dépôt urinaire.

Urates de potasse, — de chaux.

Les urates de potasse, de chaux, ne peuvent pas isolément donner naissance à des concrétions ; ils doivent s'unir entre eux soit avec l'urate d'ammoniaque, soit avec l'urate de soude dans des proportions variables. Le plus souvent ils sont unis à un excès d'acide urique qui en forme le principal élément. L'*urate de potasse* n'existe qu'en très-petite quantité dans l'urine et les concrétions urinaires, uni à l'urate de soude.

L'*urate de chaux*, qu'on n'a signalé que bien rarement dans l'urine, entre pourtant dans la composition des concrétions urinaires. Mon père, sur des fragments extraits par la lithotritie, l'a vu sept fois sur neuf uni au carbonate de chaux dans la couche des calculs qui se forment chez les individus soumis à un long traitement par les eaux alcalines. Prout aussi l'a trouvé associé au carbonate de chaux dans un calcul ; souvent l'urate de chaux est mêlé à l'urate de soude. Il cristallise « en petites graines arrondies, jaunâtres, à bords foncés (1). »

Urate de magnésie.

Assez commun dans les calculs urinaires, l'urate de magnésie, ainsi que l'urate de chaux, a été à peine signalé en dissolution dans l'urine. Les sédiments et les calculs le contiennent uni à l'acide urique, à l'urate d'ammoniaque et aux phosphates ammoniaco-magnésiens ; on a observé des couches de calculs presque uniquement formées par l'urate de magnésie. Pour l'examiner on peut l'obtenir en traitant par l'eau bouillante une certaine quantité de la couche qu'il forme, et il se dépose par le refroidissement. MM. Robin et Verdeil assignent à l'urate de magnésie la forme cristalline en petites lamelles rectangulaires, courtes ou allongées, parfois assez étroites pour représenter des aiguilles ; ces cristaux incolores sont groupés ensemble soit en faisceaux soit en éventail ; ils forment aussi des amas étoilés très-petits. Ces aiguilles peuvent enfin être groupées en sphère dont le centre est opaque et la périphérie seule transparente (B, *fig.* 8). Les cristaux rectangulaires de ce sel prennent parfois un grand

(1) Robin et Verdeil, p. II, t. 437.

volume, de 1 à 3 millimètres de longueur. Ils présentent ordinairement un décroissement sur deux arêtes de la base, et

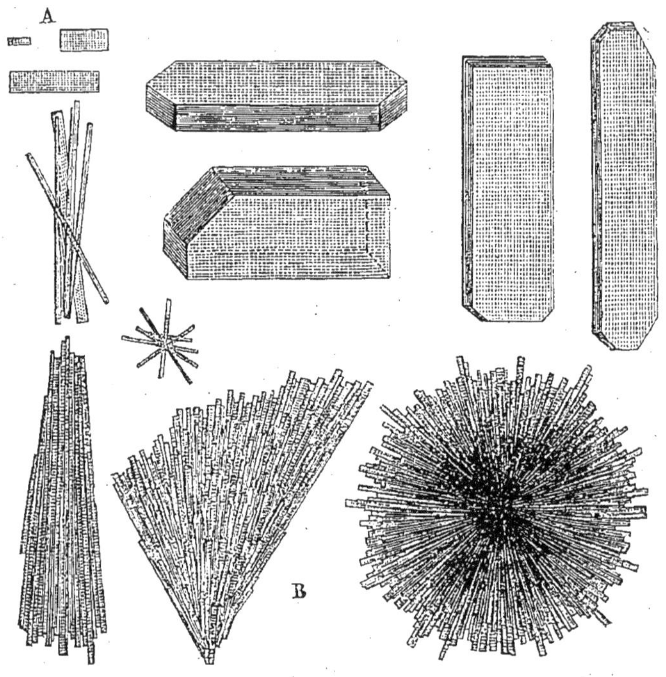

Fig. 8.

dans quelques cas ce décroissement est assez prononcé pour former un biseau (A, *fig*. 8).

Cystine.

La cystine est une substance rare, encore peu connue, et les analyses que Wollaston, Berzelius, Marcet, MM. Pelouze et Frémy, Robin et Verdeil, en ont faites, n'ont pas dit le dernier mot sur ce principe, qu'ils ont eu à leur disposition en trop petite quantité pour multiplier leurs recherches. M. Pelouze, dans le laboratoire duquel j'ai travaillé pendant près de deux ans, fait en ce moment, avec cinq calculs de cystine de différentes grosseurs que je lui ai donnés, et un qu'il a reçu de M. Civiale, un travail complet sur cette substance, travail qui ne peut manquer d'avoir un grand intérêt.

La cystine constitue ordinairement à elle seule des graviers ou des calculs même volumineux. L'identité de la composition de ces corps étrangers indique une excrétion prolongée et pure de cette substance excrémentitielle. Prout (1), en citant une observation que Brande avait publiée dans le *Royal institution Journal* (2), donne de l'importance à cette opinion. Il s'agit d'un homme qui évacua pendant une période de trente années et à diverses époques, plusieurs calculs de cystine dont le volume variait depuis la grosseur d'une tête d'épingle, jusqu'à celle d'un petit pois. Cet homme, depuis l'âge de six ans, était sujet à une douleur variable qui avait son siége dans la région des lombes. Le premier malade atteint de calculs de cystine que Marcet (3) eut l'occasion d'observer rendit pendant une vingtaine d'années des calculs composés de cette substance pure, et ce chimiste a fait la remarque que les cinq calculs qu'il avait examinés provenant de différentes personnes étaient «d'une grande pureté et dégagés de tout autre ingré« dient. » Il ajoute en note : «Le docteur Wollaston observe « cependant qu'un des deux échantillons qu'il examina, était « recouvert d'une enveloppe de phosphate de chaux (4). » Dans certaines concrétions la cystine s'est trouvée associée à de petites quantités d'urate et d'acide urique, ce que leur origine pathologique commune explique.

J'ai vu cette substance composer le centre d'une très-grosse pierre de phosphate de chaux. *Elle forme plutôt le noyau des calculs composés*, qu'elle n'en constitue les couches extérieures. Cependant Yelloli (5) a décrit un calcul de cystine

(1) *Traité de la gravelle*, 1823, p. 210.
(2) *Nouvelle série*, t. VIII, p. 71.
(3) Marcet, *Essai sur l'affection calculeuse*, p. 84, 1823.
(4) *Id.*, p. 89.
(5) *Philosoph. Transact.*, 1829, 1re part., p. 631.

dont le noyau était d'acide urique ; il avait été extrait de la vessie d'un enfant, qui fut opéré de nouveau un an plus tard et auquel on retira un calcul de phosphate, dont le centre était encore d'acide urique.

Les exemples de concrétions formées par cette substance se comptent dans la science. Lenoir, l'habile chirurgien de l'hôpital Necker, a extrait par la taille, chez deux enfants, deux frères, des calculs de cystine. M. Civiale a aussi rencontré plusieurs concrétions de cette nature et entre autres chez deux malades, nés de mêmes parents.

Marcet (1) cite au nombre des malades affectés de calculs de cystine, trois frères dont la mort a eu pour cause des calculs de cystine dans les reins. Ce principe pathologique est évidemment soumis aux lois mystérieuses de l'hérédité. Lassaigne, Stromeyer ont aussi rencontré des calculs de cystine ; Magendie (2) n'en avait vu qu'un seul exemple, et il passe très-rapidement sur l'étude de cette substance.

J'ai présenté à la Société anatomique (3), il y a quelques années, de gros fragments de cystine extraits par mon père en ma présence, par la lithotritie, chez plusieurs femmes. Le premier calcul a été broyé devant le professeur Langenbeck (de Berlin), chez une demoiselle âgée de cinquante ans. Il était volumineux et uniquement formé de cystine. Mon ami, le regrettable docteur Ch. Dufour, et moi, nous en avons fait l'analyse, et la cystine ainsi que plusieurs de ses combinaisons avaient été mises sous les yeux de la Société anatomique. Le second calcul a été extrait en présence du docteur Martin Damourette, parent de la malade ; elle avait rendu pendant deux ans des urines contenant du sable, et souffrait depuis longtemps dans la région des reins. Un peu

(1) *Loc. cit.*, p. 86 et 87.

(2) *Recherches sur les causes et le traitement de la gravelle*, 1828, p. 48.

(3) *Bulletins de la Société anatomique*, 1855, p. 553, et 1856, p. 478.

plus tard, elle ressentit de la pesanteur dans le périnée, la miction, devenue difficile, fut accompagnée de cuisson, les urines furent nuageuses et odorantes. La pierre saisie a donné à l'instrument bilabe plus de 7 centimètres d'écartement. Ce calcul de cystine formait le centre d'une volumineuse pierre de phosphate de chaux très-dure, ce noyau était de la grosseur d'une noisette.

Depuis, j'ai opéré avec mon père une petite fille de huit ans dont les parents habitent Dourdan, et que M. le docteur Diard nous avait adressée; M. Richard, chirurgien des hôpitaux, a assisté à la dernière séance ; aux premières étaient présents MM. les professeurs Dieterich et Linck (d'Odessa). Le calcul énorme de cet enfant avait au moins 4 centimètres de diamètre. Les fragments qu'elle a rendus étaient, proportionnellement à la taille de la malade, au moins aussi gros que ceux des deux femmes adultes. Mon père, dans sa longue carrière, a seulement rencontré quelques calculs de cystine, dont plusieurs chez la femme.

Dernièrement une dame belge affectée de la gravelle, et souffrant de violentes coliques néphrétiques, m'a remis une petite pierre ressemblant par la forme et par le volume à une olive, sa couleur est jaunâtre et sa surface chagrinée, elle est formée de cystine, je l'ai montrée, ainsi que les cinq autres pierres, à la Société anatomique(1) et à la Société de biologie(2).

Sur six calculs de cystine que mon père et moi nous avons observés, cinq ont été recueillis chez la femme ; coïncidence assez extraordinaire : la pierre est rare chez la femme, c'est un fait reconnu, environ quatre pour cent, si j'en juge d'après la pratique que j'ai sous les yeux. Mon père a opéré quarante-deux femmes, sur un nombre de calculeux qui dépasse onze cents. Or, sur quarante-deux femmes affectées de la pierre,

(1) *Bull. Soc. an.*, p. 331, 1862.
(2) *Comptes rendus de la Soc. de biol.*, 25 oct. 1862.

cinq avaient eu des calculs de cystine. Cette substance ne serait donc pas rare chez la femme. J'ai fait, à ce sujet, à la Société *anatomique* (1) une communication, alors que je ne pouvais mentionner que deux exemples de pierres de cystine chez la femme, aujourd'hui je suis autorisé à émettre une opinion encore plus positive.

Les six calculs de cystine que j'ai dans ma collection, dont deux entiers, les autres fragmentés, ont tous une couleur jaunâtre variant de teintes : celui de la petite fille dont j'ai parlé est jaune ambré, presque diaphane, et ses morceaux ressemblent à la résine de mastic : un autre est d'un jaune foncé verdâtre : les gros fragments de cystine rendus par la malade opérée devant Langenbeck, ont, avec une légère teinte lilas, la couleur de la cire vierge qui a jauni ; un autre échantillon est d'un jaune paille presque blanc. On a trouvé de la cystine tout à fait blanche, elle était alors à l'état de pureté parfaite ; on en a vu aussi de verdâtre, et il a même été dit que cette substance laissée à l'air prenait en vieillissant une teinte verte prononcée. Les calculs de cystine que je possédais ont gardé la même couleur pendant plusieurs années. Ils ont dans leur cassure, un aspect brillant micacé, et on distingue parfaitement une cristallisation rayonnée due à des faisceaux d'aiguilles prismatiques plus courtes les unes que les autres, dont les pointes sont dirigées vers le centre, et dont la base vient correspondre aux inégalités de la surface chagrinée du calcul ; Marcet a signalé cette disposition. Ces calculs sont assez mous pour être rayés avec l'ongle, et la mollesse de cette substance est une propriété favorable pour la lithotritie ; une autre propriété très-remarquable, que n'ont pas les autres concrétions urinaires (et moins que toute autre malheureusement l'acide urique si commun), c'est qu'elle est *très-soluble dans l'ammoniaque, qu'elle se dissout également*

(1) P. 476, 1856.

dans les carbonates des alcalis fixes. Les acides minéraux étendus et l'acide oxalique la dissolvent aussi. Il est permis de regretter, pour les malades calculeux, que la cystine ne soit pas beaucoup plus commune et l'acide urique beaucoup plus rare. L'analogie de la composition chimique de la cystine avec l'acide urique, sa présence dans l'urine, ont fait supposer qu'elle existait toute formée dans le sang pour être éliminée par les reins.

Si l'expulsion spontanée de cristaux, de sable ou de graviers de cystine peu d'instants après des coliques néphrétiques caractérisées, permettait de douter que les calculs de cystine pussent prendre le plus souvent naissance dans le rein, la présence de calculs de cette substance dans les cavités des reins, vérifiée par des autopsies, rend le fait d'une évidence irréfutable. Or, Marcet (1) rapporte l'histoire de trois frères, morts tous avec des symptômes de calculs rénaux. Un chirurgien, M. Hammond, fit l'autopsie du premier et trouva dans les reins un certain nombre de calculs. Astley Cooper les remit à Marcet pour les analyser, il les trouva composés de cystine, un d'eux s'était moulé sur l'entonnoir ou calice dilaté (2). Le frère qui mourut le second en peu de jours à la suite d'un accès de fièvre pernicieuse, avait accidentellement pendant sa vie rendu de petites pierres provenant de la vessie. Son médecin, M. Vaux, fit l'ouverture du corps et trouva : « l'un des reins réduit à l'état d'un petit kyste, sans aucun « reste distinct de tissu organique qui eût pu servir à le « faire reconnaître, si ce n'est son attache à l'uretère. On « trouva l'autre rein dilaté et contenant plusieurs calculs de « l'espèce cystine. Un de ces calculs avait pris, comme dans « l'exemple se rapportant au frère, la forme de la cavité du « rein d'où il fut extrait. » Le troisième frère mort en Irlande

(1) Marcet, p. 86, fig. 3, pl. VIII.
(2) *Id.*, p. 87.

était aussi affecté de calcul. M. Vaux lui en avait retiré un de l'urètre.

L'observation des faits recueillis de concert avec mon père ne me laisse pas de doute sur la formation de la cystine dans le rein. La parente du docteur Martin Damourette souffrait depuis longtemps dans les reins et elle a rendu du sable de cystine pendant deux ans. Plus tard le mal s'est porté vers la vessie, des symptômes accompagnés de désordres s'y sont manifestés, lorsque le calcul fut descendu de la région rénale. Ce calcul a déterminé dans la vessie une inflammation de la muqueuse, et le dépôt des phosphates et des carbonates n'a pas tardé à envelopper ce noyau de cystine d'une couche épaisse.

Le gravier de cystine gros comme une olive qui m'a été remis par une dame belge venait évidemment du rein. Il avait été expulsé à la suite d'une violente colique néphrétique. Un malade de mon père, après quelques semaines de coliques sourdes, a rendu un gravier de cystine de la force d'un gros pois.

Lorsqu'un calcul de cystine descendu des reins s'arrête dans la vessie, l'agglomération du sable cystique continue à s'opérer autour de lui, ainsi qu'on l'observe pour les calculs formés d'acide urique. Les deux grosses pierres de la demoiselle que Langenbeck a vue, et de la petite fille de Dourdan, étaient uniquement formées de cystine, et on ne pouvait trouver le noyau central distinct du reste de la masse cristalline. Faut-il en conclure que chez ces deux malades le corps étranger avait pris naissance dans la vessie ? Il est difficile de se prononcer. La cristallisation rayonnante de la cystine allant du centre à la circonférence, ne permet pas de distinguer le noyau central, ainsi qu'on l'observe journellement pour les calculs d'acide urique, dont on peut en outre compter les couches successives concentriques plus ou moins épaisses, qui se sont ajoutées dans la vessie, et dont le noyau central reste assez distinct.

L'urine qui renferme de la cystine est presque neutre, elle n'est ni très-acide ni très-alcaline, ses propriétés physiques et ses caractères sont peu changés. L'insolubilité de la cystine dans l'eau est une des causes de sa précipitation rapide sous forme de cristaux ; la cystine est, pour cette raison, en petite quantité dissoute dans l'urine, mais cependant en quantité variable. Nous venons de voir que les alcalis dissolvent la cystine ; l'urine alcaline renfermera donc plus de cette substance que l'urine acide.

La cystine ($C^6H^6O^4S^2Az$) est une substance azotée, chimiquement parlant, assez différente de l'acide urique, classée par MM. Pelouze et Frémy dans les dérivés de l'acide urique ; elle contient plus d'hydrogène et moins d'azote, de plus, deux équivalents de soufre qui donnent sans doute lieu à l'odeur caractéristique alliacée que répand ce corps quand on le brûle. Baudrimont et Malaguti ont les premiers découvert le soufre dans la cystine. Comme la cholestérine, elle est riche en matières combustibles : chauffée fortement, elle produit un gaz spontanément inflammable comme l'hydrogène phosphoré. Les mêmes conditions pathologiques favorisent la formation de l'acide urique et de la cystine ; l'acide urique cristallise en paillettes ou lamelles minces, rhomboïdales ; la cystine se présente sous le microscope en paillettes lamelleuses très-minces, hexagonales, ou en prismes hexagonaux peu épais, quelquefois surmontés de plusieurs prismes semblables bien plus petits.

M. Rayer (1) en a le premier donné une figure très-exacte. Mais la gravure suivante, plus détaillée (*fig.* 9), est empruntée à l'ouvrage de MM. Robin et Verdeil (2).

(1) Rayer, *Traité des maladies des reins*, t. I, p. 630, pl. II.
(2) Robin et Verdeil, *Chimie anatomique*, Atlas, pl. XXXIII.

De même que l'urée et l'acide urique, la cystine peut se trouver dans la sueur, importante fonction d'excrétion dé-

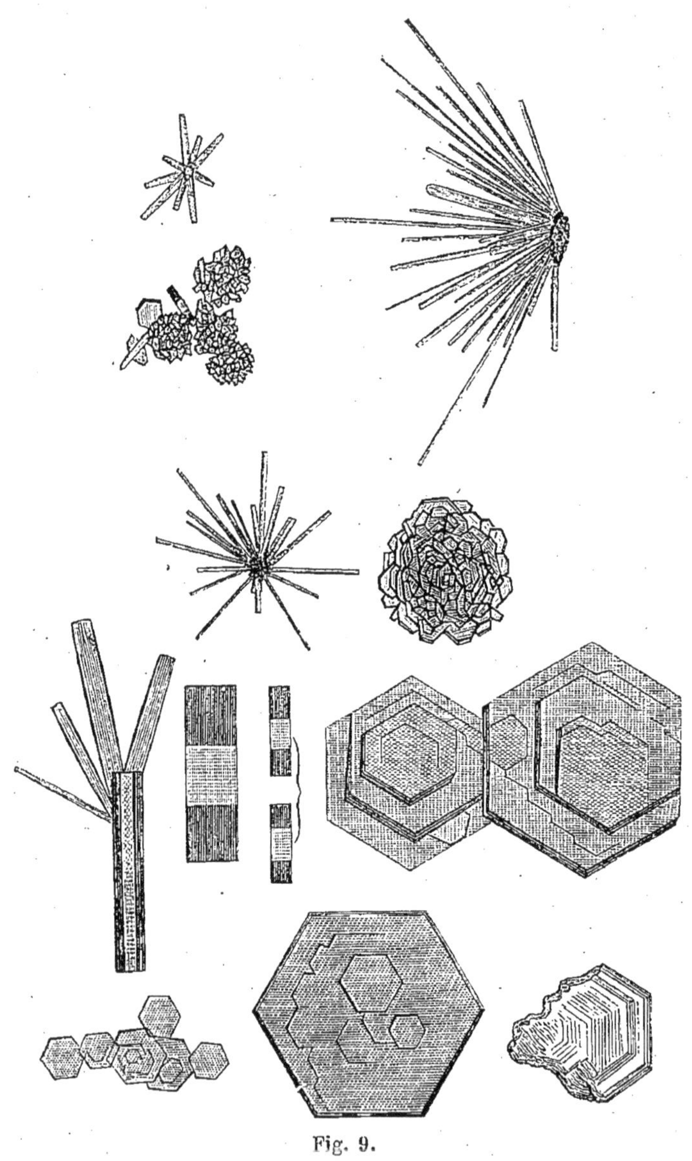

Fig. 9.

chargeant l'économie des matériaux alibiles. Enfin la cystine est expulsée dans l'urine comme matière excrémentitielle ; c'est une sorte de sel qui trouve un analogue dans l'acide gras de la sueur : l'acide propionique ($C^6H^6O^4$), plus un équivalent de bisulfure d'azote.

On obtient la cystine pure, qui est d'un beau blanc, en traitant cette substance par l'ammoniaque ou une solution de potasse ; la solution est filtrée et traitée par l'acide acétique ; la cystine se précipite sous forme de cristaux. Berzelius avait eu raison de ne pas admettre la qualification d'oxyde cystique donnée par Wollaston qui, le premier, a observé ce composé.

Sa dénomination de *cystine* est même défectueuse, puisque ce corps ne se rencontre pas seulement dans la vessie (*Kustis*) comme tendrait à le faire croire son nom.

Xanthine.

La *xanthine* (ou *acide ureux*) est une substance encore beaucoup plus rare que la cystine, aussi n'a-t-elle que peu d'importance considérée au point de vue pathologique. Ce corps découvert, dans une concrétion urinaire très-petite, par Marcet, et nommé par lui (1), ne diffère de l'acide urique que par deux équivalents d'oxygène en plus ; il est jaune-cannelle dans les calculs et blanc quand il est pur (Laugier). La xanthine est peu soluble dans l'eau ; si elle était aussi soluble dans ce liquide que l'ont écrit quelques auteurs, cette substance ne formerait pas de concrétions urinaires ; cependant Marcet l'a vue se dissoudre en grande partie dans l'eau bouillante. Langenbeck a rencontré une pierre qui était formée de xanthine. Marcet, depuis sa découverte, a encore recueilli plus tard deux petits calculs de cette substance dont l'analyse faite par Laugier a été soumise à l'Académie de médecine (2) ;

(1) Marcet, *Essai sur les affections calculeuses*, p. 97 à 102. — 1823. (De ξανθός, jaune.)

(2) *Gazette des hôpitaux*, p. 116. 1829.

Stromeyer a aussi analysé la xanthine. Elle est très-soluble dans les carbonates alcalins, les alcalis caustiques, elle l'est moins dans les acides sulfurique et nitrique concentrés (1). Quand cette substance a été traitée par l'acide nitrique et évaporée à siccité, le résidu qu'elle laisse prend une couleur vive de jaune citron.

Acide hippurique.

L'*acide hippurique* à l'état libre et combiné avec la soude ou la chaux formant des hippurates, existe en très-petite quantité dans l'urine de l'homme seulement par dissolution dans l'eau, et à l'état solide cristallisé. *Il n'existe pas de concrétions de cette nature ;* aussi je passerai rapidement sur l'étude de ce principe et de ses composés, ce travail n'envisageant que l'étude des substances capables de former des concrétions dans les voies urinaires du corps humain. Il est cependant utile de connaître la forme cristallographique de ce sel, afin de ne pas le confondre avec le phosphate de magnésie et l'urate de magnésie, de l'aspect desquels ses cristaux se rapprochent sensiblement. L'acide hippurique découvert dans l'urine des herbivores et dans celle des enfants par Liebig, a été de sa part l'objet d'une étude particulière ; aussi suis-je surpris de voir MM. Robin et Verdeil ne pas citer le nom de ce grand chimiste, dans leur savante étude sur l'acide hippurique et les hippurates. Liebig s'est assuré que l'urine de l'homme en contient toujours, et que son apparition en quantité plus notable, soit à l'état liquide par dissolution, soit à l'état solide cristallisé, n'est qu'accidentelle et passagère. Lehmann, Bouchardat, Bird ont trouvé l'acide hippurique à l'état libre dans l'urine pendant certaines maladies fébriles. Les excitants influent aussi sur la quantité excrétée de cet acide. Ce principe existe dans le sang à l'état

(1) Pelouze et Frémy, *Cours de chimie générale*, t. III, p. 725.

d'hippurate, de même que l'acide urique ne s'y rencontre qu'à l'état d'urate. L'acide hippurique, depuis Liebig, a été trouvé dans le sang par MM. Verdeil et Dolfus (1). Il n'apparaît probablement sous l'état d'acide hippurique libre que dans les tubes des reins, au moment de la sécrétion, par la décomposition des hippurates de soude ou de chaux.

Cet acide est très-soluble dans l'alcool et peu dans l'éther. « Lorsqu'on le soumet, disent MM. Pelouze et Frémy (2), à « l'action de la chaleur, il entre d'abord en fusion et se dé« compose ensuite en donnant naissance à une substance « rouge, qui a quelque analogie avec les résines, puis à un « dépôt charbonneux, à une abondante sublimation d'acide « benzoïque, et à des vapeurs d'acide cyanhydrique. D'après « M. Dessaignes, l'acide hippurique peut dans un grand « nombre de cas éprouver un dédoublement fort remarqua« ble. Lorsqu'on fait bouillir la dissolution aqueuse de cet « acide en présence des acides énergiques, l'acide hippuri« que se dédouble en sucre de gélatine et acide benzoïque. »

$$\underbrace{C^{18}H^{8}AzO^{5},HO}_{\text{Acide hippurique.}} + 2HO = \underbrace{C^{14}H^{5}O^{3}HO}_{\text{Ac. benzoïque.}} + \underbrace{C^{4}H^{4}AzO^{3},HO}_{\text{Sucre de gélatine.}}$$

Le chlorure de chaux opère également cette transformation. M. A. Ure (3) a particulièrement étudié les propriétés de l'acide hippurique extrait de l'urine humaine. Il cristallise en gros prismes blancs et transparents terminés par des sommets dièdres. MM. Robin et Verdeil rangent ces cristaux dans le type du prisme rhomboïdal oblique. Il dépose aussi des cristaux de forme dérivée dans lesquels on observe un décroissement des angles sommets (*fig.* 10).

L'*hippurate de soude* existe dans le sang de l'homme, du

(1) *Comptes rendus de la Soc. de biol.*, 1849, p. 187, t. I.
(2) *Cours de chimie gén.*, t. III, p. 727.
(3) Al. Ure, *On hippuric acid and its tests.*

cheval, de la vache, de la chèvre et en plus grande proportion dans leurs urines. On ne peut extraire ce sel à l'état

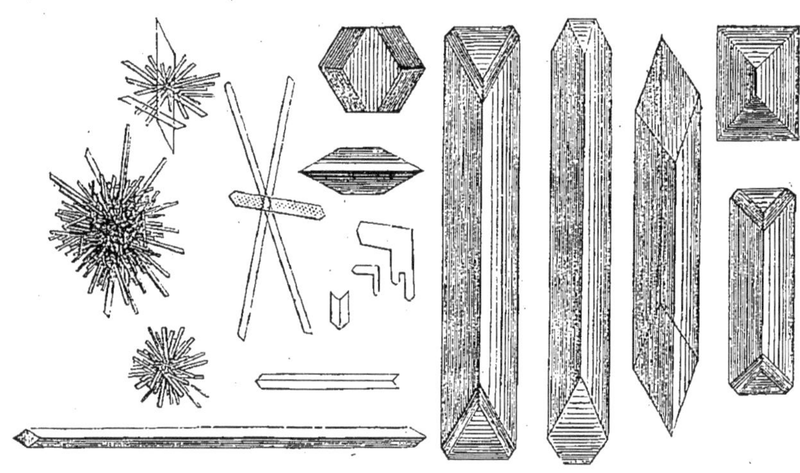

Fig. 10.

d'hippurate de soude ; on peut seulement séparer d'une part l'acide hippurique, de l'autre la soude. Il ne cristallise pas. C'est l'hippurate le plus abondant de l'économie.

L'*hippurate de potasse* et l'*hippurate de chaux* existent en même temps que l'hippurate de soude, mais en moins grande quantité. C'est la décomposition de ces hippurates obtenue par certains ferments qui donne l'acide benzoïque. On l'obtient aussi par la putréfaction de l'urine de cheval et de vache qui, en s'évaporant, amène une cristallisation abondante de cet acide. C'est ainsi que se prépare celui qu'on trouve généralement dans le commerce. La présence des hippurates et de l'acide hippurique dans l'économie n'est pas constante; ils disparaissent de l'urine des animaux herbivores quand on les soumet à l'abstinence, ou quand leur régime n'est qu'animalisé. L'urine des veaux qui se nourrissent encore de lait ne contient pas d'hippurates.

L'*hippurate de chaux* (*fig.* 11) « cristallise comme

« l'acide hippurique dans le type rhomboïdal oblique « rectangulaire, en lamelles présentant des dentelures

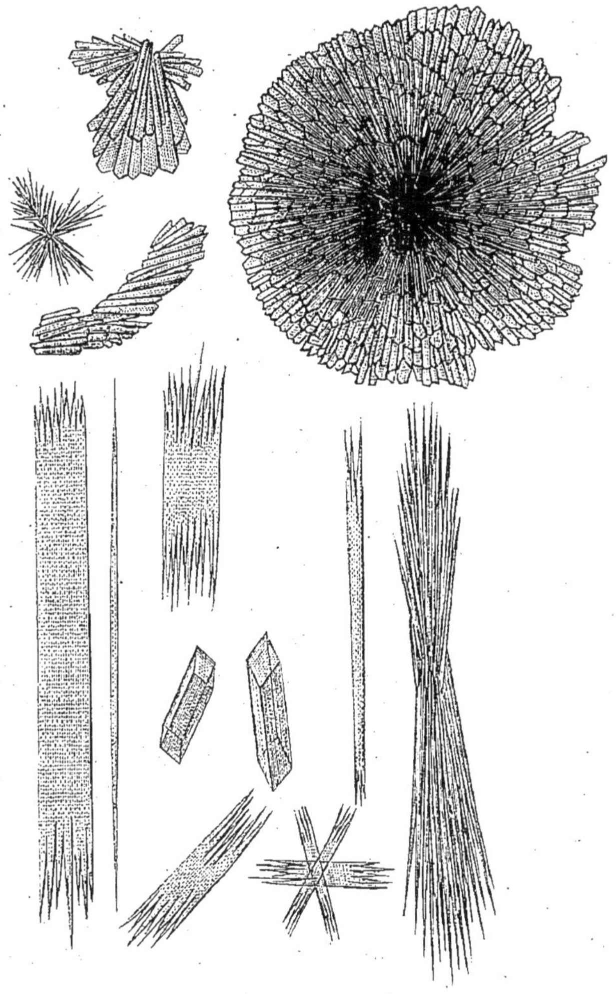

Fig. 11.

« longues et aiguës ; en aiguilles isolées et en groupes stelli-« formes et fasciculés (1). »

(1) Robin et Verdeil, p. 455.

CHAPITRE II

GRAVELLE OXALIQUE OU D'OXALATE DE CHAUX.

Bergmann paraît être (1) le premier qui ait signalé en 1781 l'existence de l'acide oxalique dans les calculs. Wollaston (1797) donna le premier une analyse exacte des calculs rénaux, et démontra qu'ils sont formés d'oxalate de chaux. Ce sel, mieux étudié plus tard dans les calculs par Fourcroy, Vauquelin, Gaultier de Claubry, fut trouvé pour la première fois dans les sédiments de l'urine par Brugnatelli, en 1787.

Morichini fut, en 1815, d'après M. Rayer (2), le premier qui reconnut et signala la *présence de l'oxalate de chaux dans l'urine des personnes qui ont mangé de la tomate et d'autres végétaux qui renferment de ce sel.* Magendie (3) dans son livre, d'abord en 1828, puis avec M. Donné (4), ne vinrent donc que longtemps après, en 1839, communiquer à l'Académie des sciences une observation analogue.

(1) Robin et Verdeil, *loc. cit.*, t. III, p. 387. — Bergmann, *Dissertatio de acido sacchari*, 1781, in-8°, § 1. — Wollaston, *Trans. philos.*, 1797. — Fourcroy et Vauquelin, *Sur l'analyse des calculs humains; Ann. de chimie*, 1799, t. XXXII, p. 213. — Gaultier de Claubry, *Note sur les calculs formés dans les reins; Ann. de phys. et de chim.*, 1815, t. XCIII, p. 67. — Brugnatelli, *Journ. de chim. de Crell*, 1787, t. II, p. 100.

(2) Rayer, 1er vol., p. 187; 1839. — (Morichini, *Memoria sopra alcune sostanze che passano indecomposte nelle urine. Memorie della Società italiana*. 1815, t. XVII.)

(3) Magendie, *Recherches sur la gravelle*, p. 45, 1828.

(4) T. VIII des *Comptes rendus de l'Académie des sciences*, p. 805; M. Magendie communique une lettre qui lui a été adressée par M. Donné, dans laquelle on trouve les caractères cristallographiques de l'oxalate de chaux donnés par MM. Robin et Verdeil dans leur *Atlas*, pl. VI, fig. 2.

En 1825, Prout, et M. Vigla (1) en 1837 ont aussi étudié les caractères de l'oxalate de chaux dans l'urine.

Dans les années qui suivent, les écrits de G. Bird (2), de W. Thudichum (3) et de M. Gallois (4), ont complété l'étude de l'oxalate de chaux.

Assez souvent l'oxalate de chaux s'observe dans les sédiments de l'urine humaine normale, et il se trouve constamment en quantité notable dans l'urine des herbivores; il est très-souvent à l'état d'oxalate d'ammoniaque mêlé à du carbonate de chaux dans les dépôts urinaires de ces animaux.

L'acide oxalique est trop répandu dans le règne organique végétal à l'état de bioxalate de potasse et de chaux ou d'oxalate de soude, pour qu'il soit possible d'éviter d'en introduire dans l'économie avec les aliments et les boissons. Ce sel existe en cristaux microscopiques dans le *tissu utriculaire et vasculaire* des plantes, où il est déposé par la *séve*, dans laquelle il est en dissolution à l'état de bioxalate de chaux; dès qu'il se trouve en présence d'un sel de chaux, il y a échange, et l'oxalate de chaux insoluble se précipite.

D'après MM. Pelouze et Frémy (5), « les lichens qui crois-« sent sur les pierres calcaires contiennent tous de l'oxalate « de chaux, et la proportion de ce sel atteint souvent les trois « quarts du poids même de certaines espèces de *lichens*. »

Selon Mitscherlich (6), le *cresson d'eau* en renferme considérablement, l'*oseille*, la *tomate*, les *vrilles de la vigne*, les *haricots verts*, les *groseilles rouges*, sont dans le même cas. Les *oranges*, la *pulpe de pommes et de poires*, les *raisins de*

(1) Journ. *l'Expérience*, p. 177, 1837.

(2) G. Bird, *Urinary Deposits, their diagnosis, pathology and therapeutical indications*, 1856, ch. IX.

(3) W. Thudichum, *A Treatise on the pathology of the urine*, 1858.

(4) Dr Gallois, *De l'oxalate de chaux dans les sédiments*, 1859.

(5) *Chimie générale*, 1850, t. III, p. 109.

(6) *Lehrbuch der Chemie*, 1834.

Malaga frais, les *fruits encore verts*, les *petits pois*, le *céleri*, le *navet*, en contiennent aussi. Gay-Lussac a trouvé l'acide oxalique à l'état d'oxalate de soude dans les plantes marines, et dans la barille entre autres. Schmidt (1) a signalé l'existence de l'oxalate de chaux dans la *levûre de bière*. Lehmann l'a trouvé dans les bières riches en acide carbonique. On rencontre encore l'oxalate de chaux dans le *cidre* et dans certains *vins mousseux* ; le levain du pain en contient aussi.

La rhubarbe renferme de l'oxalate de chaux, ainsi qu'un grand nombre d'autres racines médicamenteuses, telles que l'ache, la bistorte, le curcuma, le fenouil, la gentiane rouge, le gingembre, l'iris, la mandragore, l'orcanette, la patience, la saponaire, la valériane, les écorces de cannelle, de cascarille, de sureau.

L'acide organique, le seul peut-être que notre économie ne décompose pas toujours complétement pour le transformer en acide carbonique, comme elle le fait des acides malique, pectique, tartrique, citrique, etc., c'est l'acide oxalique. Elle le reçoit à l'état d'oxalate de chaux, c'est le plus souvent dans cet état qu'on le retrouve dans l'urine. Sa combustion est favorisée par des conditions de bonne santé et l'exercice musculaire. Son séjour dans l'économie est alors de courte durée ; Morichini en 1815, Magendie en 1823 et Donné en 1839, ont démontré le fait que j'ai consigné autre part (2) et que j'avais souvent observé avec mon père : que la digestion de quelques cuillerées d'oseille, suffit pour faire apparaître dans l'urine, peu d'heures après, des cristaux de ce sel.

On ne retrouve pas toujours dans l'urine l'oxalate de chaux en proportion de la quantité qui a été ingérée avec les aliments ou les médicaments. C'est un fait que M. Bartrum (3)

(1) *Annal. der Chemie und Pharm.*, LXI, 304.

(2) *Études sur la gravelle*, p. 53, 1857.

(3) *The Lancet*, 1847 ; *Sur la diathèse oxalique.*

et que M. Gallois (1) n'ont pas expliqué, et dans lequel les intestins jouent un rôle important, dont ils n'ont pas tenu assez compte, dans les expériences qu'ils ont faites avec la rhubarbe. Par exemple, on ne retrouve qu'en très-petite quantité l'oxalate de chaux dans l'urine des individus auxquels on a administré la rhubarbe, qui contient cependant une proportion considérable de ce sel. Or, comme purgatif, la rhubarbe provoque une sécrétion intestinale abondante, qui diminue d'autant plus la sécrétion rénale, et entraîne avec les matières, la plus grande partie de l'oxalate de chaux. Le peu qui a passé par les reins est accompagné de la matière colorante de la rhubarbe, dont une trace suffit pour colorer l'urine en jaune et lui donner une belle couleur rouge quand on y verse de la potasse. M. Bartrum s'était de même assuré, que la rhubarbe ne donne pas lieu à la présence d'une abondante quantité de cristaux d'oxalate de chaux dans l'urine, et que l'usage du cresson au contraire augmentait l'excrétion des oxalates; cette différence a sa cause dans la manière opposée dont ces deux substances impressionnent l'intestin. La rhubarbe est purgative et le cresson ne l'est pas.

Dans un ordre de faits à peu près semblables, j'ai souvent observé, quand j'exerçais à Vichy, que les eaux minérales alcalines sodiques, lorsqu'elles purgent, ne passent pas par les reins, et que l'urine continue à être acide malgré l'énorme quantité d'eau alcaline ingérée.

Quand les forces de l'organisation diminuent, l'oxalate de chaux puisé à tant de sources différentes par l'alimentation et les boissons, n'est plus détruit par la combustion; voilà comment j'explique dans l'urine l'augmentation de l'oxalate de chaux, dans certains états morbides, comme les pertes séminales, la phthisie, les affections du cœur, de la moelle et des vertèbres, comme dans le diabète, l'entérite chronique, etc.

(1) Gallois, *De l'oxalate de chaux*, 1859, p. 19.

Cette augmentation de l'oxalate de chaux dans l'urine, a reçu le nom d'oxalurie. De nombreux travaux ont démontré l'existence de l'oxalurie ; Brandes, Beneke, Bird, Bouchardat, Lehmann, M. Gallois, J. Gray, Owen Rees, Prout, Thudichum, M. Vulpian, R. Willis, l'ont étudiée, et tous ont admis la formation de toutes pièces de l'oxalate de chaux dans l'économie. Malgré ces autorités, et quoique Gay-Lussac ait démontré que l'hydrate de potasse chauffé avec les acides tartrique, citrique, malique, avec l'amidon, le ligneux, le sucre, etc., produit l'acide oxalique, j'ai peine à admettre cette formation au sein de l'économie, toute simple qu'elle soit dans un laboratoire. On m'objectera, je le sais, que Wœhler et Frerichs (1) ont vu se produire l'oxalate de chaux chez un chien, dans les veines duquel ils avaient injecté de l'essence d'amandes amères dépourvue d'acide cyanhydrique, ou de l'urate d'ammoniaque. Cependant il est permis de douter, surtout en présence des théories spéculatives sur lesquelles les auteurs font reposer leur opinion.

De ces différentes théories, la plus admissible est celle de Lehmann, telle qu'elle est exposée dans le travail remarquable de M. Gallois (2). Il attribue la formation de toutes pièces de l'oxalate de chaux aux maladies respiratoires ayant pour effet l'arrivée en excès de l'acide carbonique dans le sang, et qui mettent obstacle à l'oxygénation complète de ce liquide. Les affections du système nerveux, quand elles se compliquent d'oxalurie, n'exercent cet effet que par leur action indirecte sur les fonctions respiratoires. Les boissons gazeuses, riches en acide carbonique, les carbonates doubles, les sels à acide carbonique, exercent selon Lehmann la même action, en introduisant dans le sang un excès d'acide carbonique qui met

(1) *Journ. für prakt. Chemie*, 1848, t. LXIV, p. 60. *Modification que diverses substances éprouvent en passant dans l'urine.*

(2) P. 89.

obstacle à l'absorption de l'oxygène. Comme moi, il n'admet pas que les aliments azotés en excès puissent engendrer l'acide oxalique dans l'économie, indépendamment de l'oxalate provenant des ingesta.

MM. Robin et Verdeil (1) admettent aussi la formation de ce sel dans l'organisme, et ils appuient leur manière de penser sur la tendance particulière qu'ont les enfants à produire des calculs d'oxalate de chaux. Mais la véritable cause de ce phénomène tient à l'hygiène et au régime des enfants qui en sont affectés; la preuve, c'est que la pierre s'observe presque exclusivement chez les enfants pauvres, et plutôt chez ceux de la campagne, dont la nourriture mauvaise, souvent insuffisante, est surtout composée de végétaux ou de crudités; cette nourriture introduit dans la circulation l'oxalate de chaux; et leur boisson généralement acide et fermentée contient aussi de ce sel et en facilite le dépôt.

L'influence du régime n'est du reste mise en doute que par un petit nombre de médecins. Magendie, tout en exagérant la rareté de la gravelle d'oxalate de chaux, parce qu'il ne l'avait vue qu'une fois, l'observa chez un personnage qui, pour se *rafraîchir*, mangeait tous les jours à lui seul un grand plat d'oseille (2). Mon oncle, M. le docteur F. Ratier, a publié dans les *Archives* un fait plus curieux : son malade âgé de quatre-vingts ans, d'après une évaluation faite, avait mangé pendant trois ans une demi-livre environ d'oseille par jour. Chaque colique néphrétique était suivie de l'expulsion d'environ 2 grammes de concrétions d'oxalate d'ammoniaque, dont quelques-unes étaient grosses comme des pois. J'ai vu à la consultation de mon père, un frère de la Trappe, souffrant de coliques néphrétiques violentes, nous apporter plusieurs petites boîtes contenant du sable assez gros, brun foncé

(1) T. III, p. 384.
(2) *Recherches sur la gravelle*, p. 45, 1828.

comme du marc de café, composé d'oxalate de chaux. Chacun sait combien est frugal le régime observé dans cet ordre religieux.

L'oxalate de chaux est presque toujours associé à une petite quantité d'oxalate d'ammoniaque, d'acide urique et d'urates. Les urines qui contiennent de l'oxalate de chaux sont ou plus claires ou plus colorées que l'urine normale et d'une réaction très-acide. Les graviers qu'il forme sont d'une couleur foncée semblable à celle du tabac, à l'intérieur ils sont nuancés de nombreuses petites veines plus claires, dues à des urates. Ces concrétions sont extrêmement dures et très-lourdes. Leur surface extérieure est inégale, mamelonnée comme l'est celle des fruits du mûrier et de la ronce; de là vient le nom de calcul mûral donné à la pierre d'oxalate de chaux. (Je donne plusieurs figures de ces pierres dans le chapitre suivant, qui traite des caractères physiques des calculs.) Les pierres vésicales d'oxalate de chaux augmentent très-lentement de *volume*, dans certains cas elles en atteignent cependant un énorme; j'en possède deux, grosses comme de fortes oranges mandarines.

Exceptionnellement l'oxalate de chaux existe à l'état de pureté dans les concrétions, celles qui sont ainsi composées n'atteignent jamais un volume considérable, elles sont alors blanches ou d'un jaune très-clair. Cross (1) avait observé un rein, dans la substance tubuleuse duquel étaient disséminées des concrétions blanches, formées d'oxalate de chaux pur cristallisé, dont les plus grosses étaient comme de fortes têtes d'épingles. Berzelius (2) avait aussi vu des concrétions urinaires d'oxalate de chaux, qui étaient blanches ou d'un jaune clair, et qui formaient une agrégation très-solide de cristaux à arêtes tranchantes.

L'oxalate de chaux peut encore se rencontrer à l'état de

(1) Cross, *A Treatise on the urinary calculus*, p. 17.
(2) Berzelius, *Traité de chimie*, t. VII, p. 423.

pureté dans des concrétions un peu plus volumineuses, mais ce n'est alors qu'en cristaux épars çà et là, reconnaissables à leur forme, à leur couleur qui tranche sur le reste de la masse confuse d'oxalate de chaux d'une teinte plus foncée. Marcet (1) en a décrit plusieurs de cette nature. Wollaston, à qui Marcet les donna à examiner, les considéra comme une variété curieuse qui n'avait point encore été décrite ; c'étaient « trois calculs nouveaux rendus par trois personnes différen- « tes, ayant une apparence cristalline distincte ; ils étaient « tous d'un brun pâle, et quoique, à la première vue, les cris- « taux dont leur surface était composée eussent l'apparence « de simples lames carrées, on reconnaissait en les examinant « plus attentivement que c'étaient des octaèdres très-aplatis. »

La gravelle d'oxalate est peu abondante et rare. Peu abondante, parce qu'un individu affecté de cette maladie n'en rend que de petites quantités et de loin en loin, quelquefois même un seul gravier, comme le personnage cité par Magendie. Elle est rare, parce que les concrétions de cette nature ne sont pas souvent rendues spontanément, et qu'elles séjournent le plus ordinairement dans la vessie où elles donnent lieu à des pierres. Nous n'avons observé, mon père et moi, que cinq malades ayant la gravelle oxalique, c'est-à-dire rendant spontanément des graviers d'oxalate de chaux presque purs ; — tandis que dans ma collection j'ai compté 28 pierres composées de cette substance. Ces graviers d'oxalate de chaux sortent plus rarement que les autres ; sans doute à cause des aspérités que présente leur surface, ce qui retarde leur descente dans la vessie, et lorsqu'ils y sont arrivés leur volume excède le diamètre du canal de l'urètre.

Comparativement aux autres calculs d'acide urique et d'urate, c'est en minorité notable que se comptent les concrétions d'oxalate de chaux. Celles qui sont, *presque entiè-*

(1) *Essai sur l'affection calculeuse*, p. 80.

rement formées d'oxalate de chaux ne se rencontrent qu'en petit nombre; on en a cependant exagéré la rareté.

Dans le relevé statistique relatif à la nature chimique des pierres (p. 24), j'ai compté dans ma collection :

16 pierres entièrement formées d'oxalate de chaux ;
7 — avec noyaux d'oxalate entourés d'acide urique ;
4 — avec noyaux d'oxalate dont un avec couches successives d'urate et d'oxalate ;
5 — avec noyaux d'oxalate, dont une à deux noyaux entourés de phosphates ;
1 — dont l'extérieur est d'oxalate.

En tout 33 concrétions d'oxalate, sur 252 échantillons, c'est dans la proportion d'un huitième.

La fréquence comparative de l'oxalate calcaire s'élève de suite du huitième au cinquième, et même au quart, si dans les relevés statistiques des collections connues, on tient compte de l'oxalate de chaux trouvé par l'analyse chimique dans les pierres dont la composition est le plus ordinairement complexe. Je cite un exemple pour faire mieux comprendre ma supposition : dans le grand nombre des pierres uriques qui forment la majorité de ma collection, l'analyse chimique démontrera la présence d'une certaine quantité d'oxalate de chaux mélangé à cet acide urique; si l'on tient compte de ce fait chaque fois qu'il se présentera, la proportion des calculs d'oxalate calcaire par rapport aux autres, ne sera plus d'un neuvième, mais d'un cinquième au moins. Prout avait insisté sur cette différence, dans un passage que je reproduis quelque lignes plus loin.

Dans la collection du musée Dupuytren, si l'on se borne à un examen extérieur, une trentaine de calculs paraissent être formés d'oxalate calcaire. M. Bigelow (1) a démontré par l'analyse que sur 128 calculs composés d'acide urique ou d'urates, 57 contenaient de l'oxalate de chaux. Sur une totalité de 149 calculs analysés, 57 est donc un peu plus du tiers.

(1) Houel, *Manuel d'anatomie pathologique*, p. 406 et 415, 1862.

Brande (1), Henri (2), R. Smith de Bristol (3), Marcet (4), d'après les différentes collections Huntérienne, de Norwich, de Guy, de Manchester, ont donné des tableaux statistiques sur la fréquence comparative des pierres dans la vessie. Prout (5) les a reproduits et les a fait suivre de remarques identiques à celles que je viens d'émettre.

CARACTÈRES GÉNÉRAUX.	ESPÈCES PARTICULIÈRES.	HUNTERIAN MUSEUM. M. BRANDE.	NORWICH. Dr MARCET.	HOPITAL DE GUY. Dr MARCET.	MANCHESTER. Dr HENRY.	BRISTOL. M. SMITH.	TOTAUX particuliers.	TOTAUX GÉNÉR.
Acide lithique[1]	presque pur	16	66	16			98	
	mêlé avec un peu d'oxalate de chaux	»	»	6	71	74	151	294
	mêlé avec un peu de phosphate	45	»	»			45	
Muraux	ou oxalate de chaux	6	41	22	13	33	113	113
Oxyde cystique.	....	»	»	1	2	»	3	3
Phosphates	presque pur	12	»	»	4	»	16	
	mêlés avec une petite proportion d'acide lithique.	66	»	»	18	»	84	
	phosphate de chaux presque pur	»	4	3	»	1	8	202
	phosphate triple presque pur	»	»	2	»	1	3	
	fusibles ou calculs mixtes.	»	49	24	»	18	91	
Calculs alternants	acide lithique et mûral	»	15	»	»	»	15	
	mûral et lithique	»	»	»	11	29	40	
	lithique et phosphate	»	»	»	39	12	51	
	mûral et phosphates	»	1	»	16	32	49	
	lithique, mûral et phosphates	»	»	»	»	»	»	186
	mûral, lithique et phosphates	5	»	»	7	»	12	
	fusible et lithique	»	1	»	»	»	1	
	fusible et mûral	»	2	»	»	»	2	
	composition non mentionnée	»	»	6	»	10	16	
Calculs composés	mélange non mentionné	»	2	7	8	8	25	25
		150	181	87	187	218	»	823

1 Dans ce tableau, Prout désigne l'acide urique par le nom d'acide lithique.

(1) *Transact. philosoph.*, t. XCVIII, p. 228.

(2) *Med.-chirurg. Trans.*, t. X, p. 127.

(3) *Med.-chirurg. Trans.*, t. XI, p. 1. (*Recherches statistiques sur la présence des pierres de la vessie, dans l'Irlande et la Grande-Bretagne.*)

(4) *Essai sur l'affection calculeuse*, p. 106.

(5) *Traité de la gravelle*, p. 131, 135 et 136.

« En comparant les totaux des tables précédentes, on voit, « fait observer Prout, que le calcul mûral, composé d'oxalate « de chaux, ne forme pas la septième partie du nombre to- « tal. Mais cette proportion varie beaucoup dans les différen- « tes collections. Ainsi, sur 150 calculs examinés par « M. Brande, 6 seulement ou 1/25 se sont trouvés composés « d'oxalate de chaux ; encore même a-t-on acquis la certi- « tude que les plus purs d'entre eux contenaient 35 p. 100 « d'autres matières. Conséquemment, l'auteur que nous ve- « nons de citer remarque qu'il a rarement observé ces cal- « culs. Selon le docteur Marcet, les calculs mûraux forment « le quart de la collection de Norwich, et ils se trouvent en- « core en plus grand nombre dans celle de Guy. Dans la col- « lection de Manchester, 1/17 seulement est formé d'oxalate « de chaux presque pur ; mais, si nous tenons compte de « tous ceux de ces calculs qui contiennent une plus ou moins « grande quantité d'oxalate de chaux, nous verrons qu'ils « constituent le quart de cette collection, comme dans celles « de Norwich et de l'hôpital de Guy. Dans la collection de « Bristol, sur six calculs on en trouve à peine un qui soit « composé d'oxalate de chaux pur ; mais si nous mettons en « ligne de compte tous les calculs qui renferment ce sel, nous « voyons que les 5/12, ou à peu près *la moitié* de la totalité, « appartiennent à cette classe ! »

La *gravelle oxalique*, comme la gravelle urique, est, ainsi que je le démontrerai en étudiant les causes, l'expression du même principe pathologique, qui est la goutte, modifiée par certaines conditions de vie précaire, de régime trop végétal, etc. Quelques auteurs rapprochent aussi ces deux genres de concrétions. MM. Owen Rees (1) et Gallois (2) vont plus loin, ils admettent la transformation directe de l'acide urique

(1) Owen-Rees, *Des maladies calculeuses.*

(2) Gallois, *De l'oxalate de chaux*, p. 99 à 102.

en acide oxalique à la faveur d'un phénomène de combustion ou d'oxydation, qui pourrait s'opérer même au dehors de l'organisme selon M. Owen Rees, et seulement avec le concours de l'économie vivante selon M. Gallois. Ce dernier a clairement prouvé (1), que M. Owen Rees avait commis une erreur, en interprétant mal un fait signalé par Lehmann, « à « savoir que quand une urine est fraîche, on peut n'y pas « trouver d'oxalate de chaux, tandis que dans le même li- « quide, conservé pendant un ou deux jours, on découvre « quelquefois de nombreux cristaux de ce sel. » M. Gallois a démontré qu'il ne s'agit pas dans ce fait d'une décomposition des urates en oxalates, accomplie dans le vase où l'urine a été conservée, mais bien tout simplement d'un phénomène de dissolution de l'oxalate à l'état naissant, et de son dépôt ultérieur par suite des changements qui s'opèrent dans le liquide.

Quelle que soit l'explication qu'on donne, de cette succession de l'acide urique et de l'oxalate de chaux, placés tous les deux sous la dépendance d'une même disposition pathologique, c'est un fait établi par les couches alternatives d'acide urique et d'oxalate de chaux des calculs alternants. Plus loin (2) se trouve la description d'un calcul très-curieux de ma collection composé par l'accolement de deux pierres à peu près rondes; il a *trois noyaux* distincts, de compositions différentes, *deux d'oxalate de chaux et un d'acide urique.* — *Un calcul* de phosphate triple extrait à un enfant par Cross (3), *avait deux noyaux, un d'acide urique, l'autre d'oxalate calcaire.* On peut citer cependant une preuve plus concluante encore, s'il est possible; dans un seul rein, M. Gaultier de Claubry (4) a trouvé quatre calculs d'acide

(1) *Loc. cit.*, p. 101 à 102.
(2) Livre III, chap. VI.
(3) Cross, *Treatise on the urinary calculus*, p. 99, pl. I, fig. 1.
(4) *Annales de chimie*, p. 67, t. XCIII.

urique et un d'oxalate de chaux ; l'autre rein du malade, mort à la suite d'une rétention d'urine, renfermait un calcul d'acide urique, entouré de phosphates.

Des écarts d'un régime tantôt trop végétal, tantôt trop animalisé, concourent à la production de ces deux substances, l'acide urique et l'oxalate de chaux ; les mêmes soins, la même hygiène, conviennent à ces deux natures de gravelle.

L'oxalate de chaux peut se former, comme l'acide urique, dans les reins de gens gros, replets et sanguins, dont le régime est assez animalisé. C'est dans des circonstances semblables que les partisans de la formation de toutes pièces de l'oxalate paraissent avoir quelque raison. Eh bien ! on peut encore, je le prétends, invoquer l'introduction de ce sel dans l'économie, à l'insu du malade ! L'exemple suivant est intéressant à cet égard. Il s'agit d'un M. de S... de Caen, il écrivit à mon père : « La dernière fois que j'ai eu l'honneur de vous « voir et de vous consulter, je vous ai dit que je venais d'a- « voir une colique néphrétique, à la suite de laquelle je « rendis un calcul d'oxalate de chaux. Vous fûtes étonné « que j'aie rendu à mon âge (quarante-trois ans), et gros « comme je le suis, un calcul de cette nature, que ce devait « être accidentellement. Je viens de nouveau de rendre un « calcul (sans avoir été tout à fait jusqu'à la colique né- « phrétique), *qui est encore d'oxalate de chaux*, l'extérieur « est absolument comme une mûre, *cela m'étonne d'au- « tant plus que j'ai toujours mangé pas mal de viande, ja- « mais d'oseille*. Je suis allé l'année dernière à Contrexe- « ville. Ce qu'il y a de piquant, c'est que cette attaque m'a « pris pendant que je suivais votre traitement, deux verres « d'eau de Pougues le matin, etc. »

Ce malade, qui évitait avec soin de manger de l'oseille, ne se privait pas de tomates, de haricots verts, de petits pois, etc., qui contiennent aussi notablement de l'oxalate de potasse et de chaux. Les eaux gazeuses de Pougues, de Contrexeville, prises journellement en boisson, sans parler du cidre, de la bière ou du champagne, que M. S... a pu prendre, ont facilité le dépôt des oxalates.

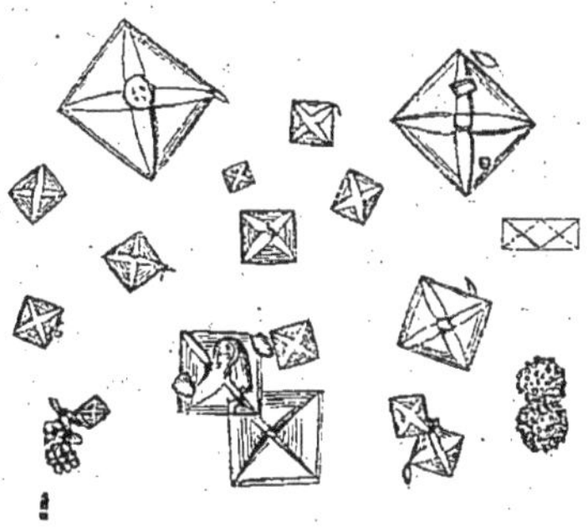

Fig. 12.

Dans les sédiments, l'oxalate de chaux apparaît, *au microscope*, sous la forme de petits octaèdres à base carrée, ressemblant à des enveloppes de lettres. Toutes leurs faces sont égales, ils sont brillants, incolores, la lumière les traverse facilement. Leurs arêtes sont vives, nettement limitées (*fig.* 12). Ces cristaux sont très-petits, « il faut employer pour les bien voir un puissant grossissement de « 500 diamètres, autrement ils apparaissent comme un point « clair, brillant, quadrilatère (1). »

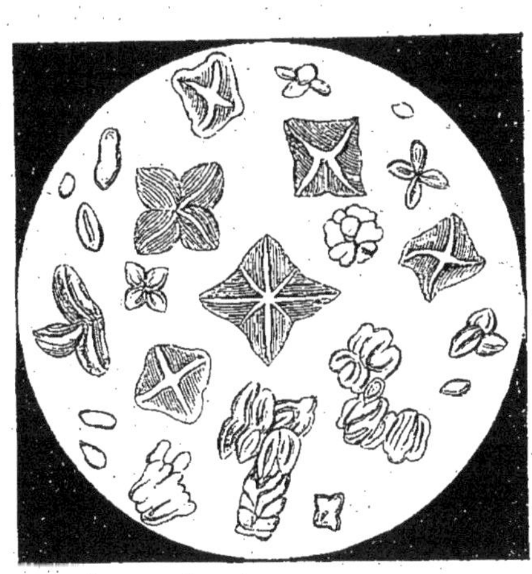

Fig. 13.

Le docteur Thudichum (2) a remarqué que la forme de ces cristaux s'altère dans l'urine qu'on laisse vieillir ; il a vu leurs bords se creuser, se corroder comme l'indique la fig. 13, que j'ai empruntée à son ouvrage.

(1) Robin et Verdeil.

(2) J. D. W. Thudichum, *Treatise on the pathology of the urine*, pl. V, fig. 5..., p. 356. « *On standing in water for some weeks, the crystals seemed to decay, particularly on their thin edges, which became much corroded.* »

Les volumineux cristaux d'oxalate de chaux, représentés dans la figure 14, empruntée à l'*Atlas* de MM. Ch. Robin et Verdeil (1) avaient été décrits, en 1839, par M. Donné (2) :

« Les cristaux dont je parle, écrivait-il, sont « insolubles dans l'eau froide et même chaude; « de plus, en les faisant rouler sur la lame de « verre, on s'aperçoit bientôt qu'au lieu d'être « des cubes, ils sont formés de deux pyramides « à quatre faces, le plus souvent réunies par « leurs bases, ce qui donne au cristal tantôt l'as- « pect d'un cube, tantôt celui d'un losange. »

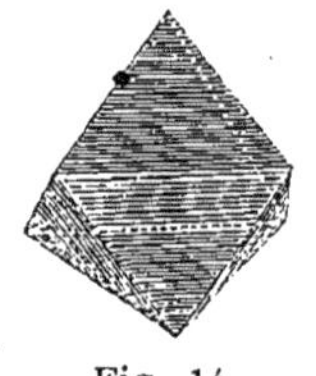

Fig. 14.

Quatre de ces cristaux en losange sont dessinés dans la figure 15 tirée de l'ouvrage de Bird. Ce n'est pas toujours sous les formes précédentes que cristallise le sel que nous étudions ; on le trouve en prismes à quatre pans terminés par deux pyramides opposées à quatre faces, qui font suite aux côtés du prisme : cette forme cristalline, dit M. Gallois (3), « que notre distin- « gué confrère, M. le docteur « Davaine, croyait avoir observée « le premier, a été signalée par « G. Bird, dans son édition de « 1856. » J'ajouterai que, déjà en 1853, Bird (4) donnait de la forme de ces cristaux un dessin exact, accompagné d'une description (voir les plus gros cristaux de la figure 15).

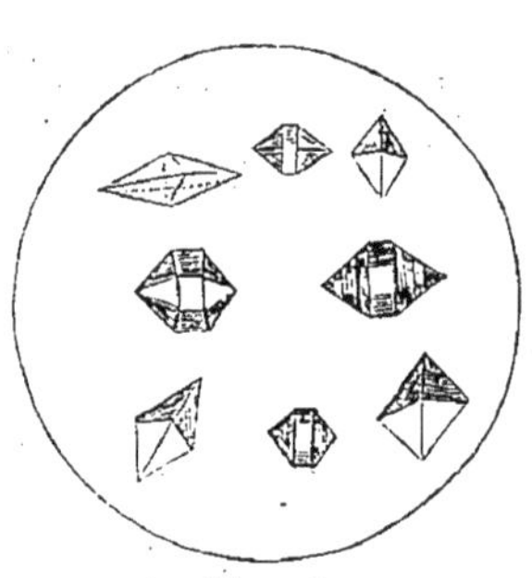

Fig. 15.

G. Bird (5), le premier, a décrit une forme que parfois

(1) *Atlas*, pl. VI, fig. 2, et pl. VII, fig. 4.
(2) T. VIII des *Comptes rendus de l'Académie des sciences*, p. 805.
(3) Gallois, p. 9.
(4) G. Bird, *Urinary Deposits*, 4e édit., 1853, p. 213.
(5) P. 216, 4e édit., 1853.

prend en cristallisant l'oxalate de chaux, à laquelle il a donné le nom de cristaux en sabliers (*dumb-bells*), et les représente tels qu'ils sont dans la figure 16 que je lui ai empruntée. Ce sont deux corps ovoïdes quelquefois assez rapprochés pour être simplement en contact, le plus souvent réunis, par une portion intermédiaire plus étroite, qui laisse entre eux une dépression très-sensible. Un certain nombre de ces cristaux portent des stries, resserrées au milieu, un peu divergentes dans les deux parties renflées; les autres sont brillants avec ou sans un noyau obscur, quelques-uns seulement de ces cristaux ont la périphérie ombrée.

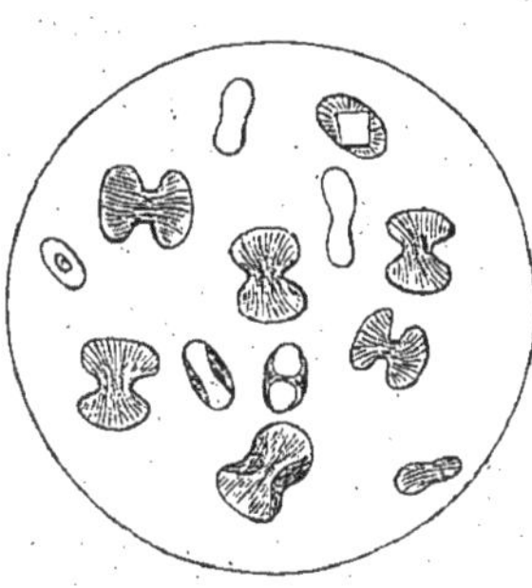

Fig. 16.

Le dessin que donne de ces cristaux en sabliers le docteur

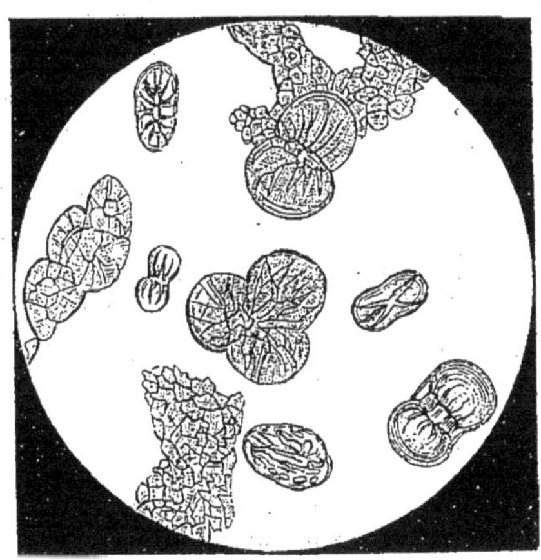

Fig. 17.

Thudichum (1), (voir *fig.* 17), diffère de la précédente figure, on les croirait renfermés dans une enveloppe transparente.

(1) Dr Thudichum, *loc. cit.*, pl. V, fig. 6.

CHAPITRE III.

CARACTÈRES DES PHOSPHATES

La gravelle phosphatique est la gravelle des urines alcalines. « Lorsque la chaux et la magnésie sont sécrétées en plus « grande abondance qu'à l'ordinaire, elles forment avec l'a- « cide phosphorique des phosphates insolubles et donnent « lieu à une variété de gravelle ou de calcul (1). » (M. Rayer.)

La gravelle phosphatique est formée par le phosphate calcaire, le biphosphate calcaire, le phosphate de magnésie, les phosphates ammoniaco-magnésien, neutre et bibasique.

Le phosphate calcaire.

Le phosphate calcaire existe dans tous nos tissus, dans toutes nos humeurs ; dans l'urine saine il est dissous par l'acide libre de l'urine ; aussitôt que l'urine devient alcaline, il est précipité. Vu au microscope, c'est une poudre amorphe composée de très-petites granulations. Quelquefois il cristallise en prisme rectangulaire, mais d'une façon trop imparfaite pour qu'on puisse préciser le type cristallin auquel il appartient. Il est soluble sans effervescence dans l'acide chlorhydrique étendu, et se précipite de nouveau en poudre, si l'on neutralise l'acide chlorhydrique par de l'ammoniaque. Associé au phosphate ammoniaco-magnésien, il constitue ce qu'on appelle le *calcul fusible* de Wollaston et de Marcet. Ce phosphate, ainsi que les trois autres suivants, peuvent isolément former des concrétions ; presque toujours, cependant, ils concourent simultanément à la formation des graviers.

(1) T. I, p. 101.

Le phosphate de chaux en plus grande proportion que les autres, forme les encroûtements, les dépôts autour des calculs d'autre nature et des corps étrangers. Les calculs prostatiques (dont il est question dans un article spécial) sont entièrement composés de cette substance.

Des calculs du canal de l'urètre, trouvés chez de jeunes agneaux, par M. Bouley, professeur à l'école d'Alfort, ont amené une assez grande mortalité dans le troupeau mérinos de Rambouillet, qui était nourri surtout avec de l'avoine. Analysés par M. W. Marcet, dans le laboratoire de MM. Robin et Verdeil (1), ces calculs ont été trouvés entièrement formés de phosphate de chaux.

Le biphosphate ou **phosphate acide de chaux.**

Ce sel existe dans l'organisme à l'état liquide par dissolution. C'est vraisemblablement ce sel qui, dissous dans

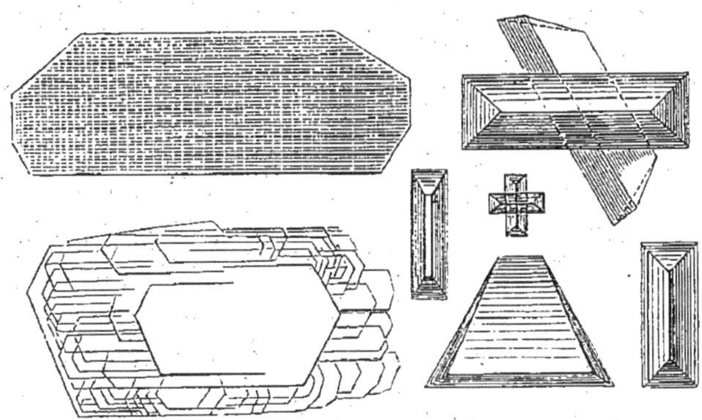

Fig. 18.

l'urine, lui donne sa réaction acide (2). Ses cristaux vus au microscope ont la forme d'hémioctaèdres allongés dérivant

(1) *Chimie anatomique*, t. II, p. 284.

(2) Les phosphates de soude et de chaux neutres, dissous dans le sang, rencontrent dans l'urine l'acide urique qui leur prend une partie de leurs bases, ils deviennent alors des phosphates acides rougissant franchement le papier de tournesol.

du prisme droit à base rectangle. Quand ils sont volumineux, ils sont isolés ; quand ils sont petits, ils sont quelquefois en groupes. Ils peuvent affecter une autre disposition, celle de nombreuses lamelles superposées en amas (*fig.* 18); mais les côtés de ces lamelles conservent la forme régulière d'hémioctaèdres allongés. Ces cristaux sont solubles dans l'acide acétique. « Ils sont incolores, transparents, leurs « arêtes sont nettes, les angles dièdres sont très-tranchants; « ils réfractent peu la lumière. Tous ces caractères leur « donnent un aspect dur, minéral en quelque sorte, qui em- « pêche de les confondre avec d'autres principes (1). »

Le phosphate de magnésie.

Ainsi que le phosphate calcaire, le phosphate de magnésie existe dissous dans toutes les humeurs et dans les tissus

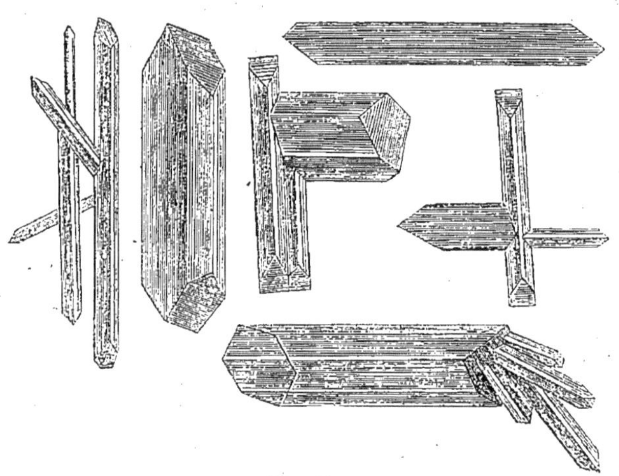

Fig. 19.

du corps des mammifères, mais on le trouve en plus grande quantité dans la chair musculaire. Ce principe se rencontre parfois dans l'urine et dans les calculs urinaires, mé

(1) Robin et Verdeil, t. III, p. 304.

langé en petite proportion aux autres phosphates, plus rarement aux urates. Ses cristaux se dissolvent dans l'acide acétique ; vus dans le champ du microscope, ils sont brillants, et représentent des prismes obliques à base rhomboïdale ; leurs arêtes verticales ont des décroissements qui en font des prismes à six pans (*fig.* 19).

Le phosphate ammoniaco-magnésien.

Le phosphate d'ammoniaque est tenu en dissolution dans l'urine saine par un excès d'acide ; il en est de même pour le phosphate de magnésie. Si, par une cause quelconque, que je vais indiquer plus loin, la proportion de base vient à augmenter, cette base (l'ammoniaque) se combine au phosphate de magnésie, il se forme alors un sel double, neutre, presque insoluble, précipitant en poudre d'un blanc sale qui s'agglutine, et forme en peu de temps des pierres plâtreuses friables. C'est aussi ce sel qui constitue ces incrustations pierreuses autour des sondes laissées à demeure.

L'acide phosphorique forme avec l'ammoniaque et la magnésie deux sels, *l'un neutre* (découvert par Berzelius), *l'autre bibasique.*

Le *phosphate ammoniaco-magnésien neutre* est presque le seul que M. Rayer ait trouvé dans les urines au moment de l'émission. « Ses cristaux dérivent du prisme droit à base « rectangulaire, mais il est extrêmement rare de les trou- « ver sous cette forme type (*fig.* 20). Ils sont habituellement « modifiés d'un très-grand nombre de manières, par des « décroissements sur les arêtes et sur les angles (1). »

Le phosphate ammoniaco-magnésien, aussitôt que l'urine devient alcaline, se dépose en poudre d'un blanc gris sale, une certaine quantité de mucus se précipite aussi, lui sert de

(1) Robin et Verdeil, p. 317.

trame et lui donne un aspect gluant comme au muco-pus, duquel il est facile de le distinguer, en ajoutant une petite quantité d'acide acétique qui le dissout aussitôt. Ce dépôt vu

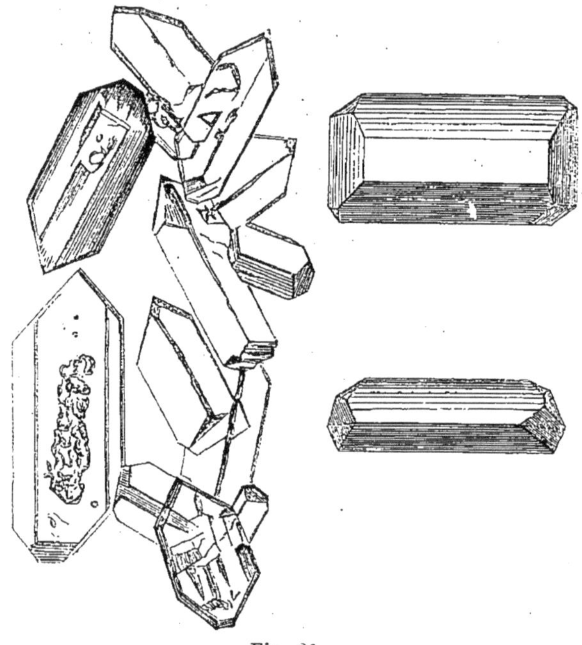

Fig. 20.

au microscope, indique par la forme particulière de ses cristaux, quel principe on a sous les yeux : sous le champ de l'instrument, on voit ce sel se dissoudre sans effervescence au contact de la plus petite quantité d'acide acétique faible, ce que ne font pas l'acide urique, les urates et les oxalates ; une trace d'ammoniaque ajoutée à cette dissolution de phosphate double donne lieu à de l'acétate d'ammoniaque ; le phosphate double prend un équivalent de base de plus, et se précipite sous une nouvelle forme cristalline en feuilles de fougère : c'est le phosphate double bibasique.

Le *phosphate ammoniaco-magnésien bibasique*, selon Berzelius et M. Rayer, n'existe que dans les urines très-alcalines ou putréfiées. MM. Robin et Verdeil semblent admettre que les deux formes de cristallisation appartiennent au même sel, et dépendent de la lenteur ou de la rapidité avec laquelle ce phénomène de cristallisation s'est accompli ; cette interprétation me paraît inexacte. Si la précipitation du phosphate double par l'ammoniaque n'était pas suivie de sa combinaison avec une plus grande proportion de cette base, on ne trouverait pas toujours le phosphate double cristallisant en feuilles de fougère dans les urines déjà alcalines qu'on a laissées se putréfier lentement à l'air, et dans lesquelles la cristalli-

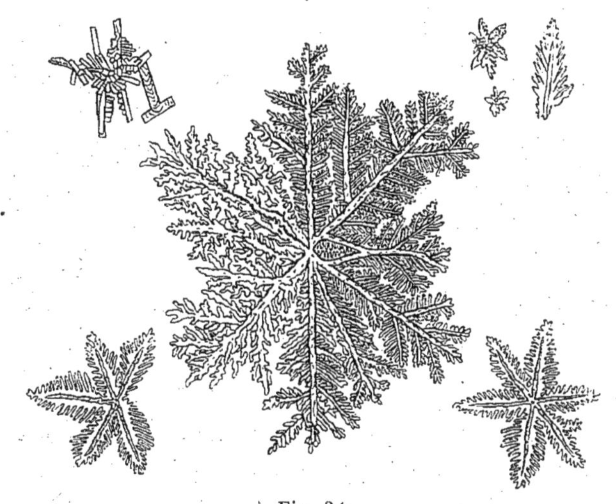

Fig. 21.

sation a dû s'opérer avec toute la lenteur nécessaire, selon ces messieurs, à la formation des prismes du phosphate neutre. Quoi qu'il en soit, admettons, avec Berzelius et M. Rayer, que le phosphate ammoniaco-magnésien bibasique se présente sous forme de cristaux qui vus au microscope représentent des *feuilles de fougère* où figurent les nervures de feuilles pinnées ou bipinnées (*fig*. 21).

CHAPITRE IV.

PIERRES DE PHOSPHATE DE CHAUX, DITES PIERRES SECONDAIRES

La *gravelle dépendante d'une diathèse phosphatique* (c'est-à-dire constituée par des graviers de phosphates descendus tout formés des reins), *passe généralement pour être plus fréquente qu'elle ne l'est en réalité. Les sédiments et les pierres de phosphate*, dont la présence est due à des conditions tout autres, *et qui eux, au contraire, se voient fréquemment, sont la cause de cette erreur.*

Cette distinction a besoin d'être expliquée. *Le phosphate de chaux entre dans la composition de l'urine saine, où il est tenu en dissolution par l'acide libre de l'urine* (l'acide lactique, selon Berzelius). *Si l'urine devient alcaline par une cause quelconque, le phosphate se précipite.* Les différentes conditions dans lesquelles l'urine passe à l'état alcalin ont été énumérées dans l'étude qui a été faite de ce liquide au début de cet ouvrage. Le pus et le mucus, qu'ils viennent des reins, des uretères ou de la vessie enflammés, décomposent promptement l'urine, lorsqu'elle est descendue dans le réservoir, en transformant son urée en carbonate d'ammoniaque de réaction alcaline; alors *les phosphates calcaires ou autres se précipitent et forment un dépôt d'un aspect crayeux.* L'urine sera de même rendue alcaline, si elle est habituellement retenue en partie, ainsi que cela s'observe souvent chez les individus affectés d'hypertrophie prostatique ou de tuméfaction du col de la vessie, qui opposent alors une barrière à l'évacuation complète de l'urine; la portion qui n'est pas expulsée croupit, s'altère, devient ammoniacale, et conséquemment alcaline (1).

Brodie (2), pour faire bien comprendre la cause de l'altération de l'urine, se sert d'une comparaison, vulgaire si l'on veut, mais frappante. « Les malades affectés d'une prostate « volumineuse sont, dit-il, particulièrement disposés à souf- « frir du calcul vésical, la tumeur empêchant la vessie de se « vider complétement sans la sonde..... *La vessie est dans ce « cas comme un vase de nuit qui n'est jamais complète- « ment vidé* (*the bladder is like a chamber-pot that is never « washed out*), *alors les parties composantes de l'urine ont « beaucoup de tendance à s'y déposer.* »

L'urine récemment évacuée, soit acide, soit neutre, quand elle est trop chargée d'urée, se décompose promptement en donnant naissance à du carbonate d'ammoniaque, qui amène la précipitation des phosphates au fond du vase sous forme de poudre blanche. Ce qui fait dire à M. Rayer : « Il ne faut « pas confondre sous le rapport de la gravité pathologique « deux urines, dont l'une offre des cristaux qui étaient évi- « demment formés lorsqu'elle était dans la vessie, tandis que « dans l'autre la formation des cristaux a été postérieure à son « émission. » Enfin, l'excès d'alcali dans l'urine peut résulter de l'action sécrétoire des reins, sous l'influence de certaines maladies, ou de l'administration trop prolongée des alcalins, comme médicament, et de leur passage dans le sang et dans l'urine. Si cet état n'est pas lié à une diathèse qui occasionne une sécrétion de chaux ou de magnésie plus abondante qu'à l'ordinaire, le dépôt des phosphates n'aura encore lieu que dans la vessie.

(1) Voir mon premier volume sur les *Paralysies des membres inférieurs*, 1856, p. 125 ; chapitre de l'*Influence des maladies des voies urinaires*.

(2) *Lectures on the Diseases of the Urinary organs*, p. 217 et 218, 2e édit., 1835.

De semblables conditions rendent, comme il est facile de le comprendre, très-fréquente l'existence des dépôts phosphatiques dans la vessie. *Si la gravelle rénale phosphatique est rare, la pierre composée de phosphates* (aussi appelée pierre de formation secondaire parce qu'elle est toujours la conséquence d'une inflammation de la vessie), *est*, ainsi qu'on le voit, *très-commune.* Elle est formée du dépôt pulvérulent des phosphates, sollicité par la présence du mucus et du pus, dépôt qui s'est agglutiné au moyen d'un lien, d'un gluten qui en unit les particules, et qui n'est, sans doute, lui-même que du mucus.

L'occasion se présente encore ici d'emprunter à M. Brodie une explication claire et rapide de ce phénomène qu'il avait bien observé (1). « Quelquefois l'altération de la glande pros-« tate amène la formation du calcul de la manière suivante : « la membrane muqueuse de la vessie s'enflamme à la lon-« gue, c'est un symptôme secondaire. Le mucus qu'elle « sécrète précipite le phosphate de chaux en petits amas « semblables à du mortier (*in small mortar-like masses*), et « chacun d'eux devient le noyau d'un calcul. »

Un calcul d'acide urique ou d'oxalate de chaux, on le sait, détermine tôt ou tard une cystite muco-purulente, et amène secondairement la précipitation des phosphates qui viennent former à ce calcul primitif une enveloppe secondaire de nature différente du noyau. Il en est de même pour les corps étrangers tombés ou introduits dans la vessie, ou laissés longtemps dans cet organe, comme les sondes à demeure qu'on retire incrustées de phosphates et de carbonates calcaires. Dans les affections de la moelle épinière (2), les malades qui n'ont certes pas de gravelle phosphatique, mais dont l'urine, sous l'influence de cette lésion nerveuse, est sécrétée ammo-

(1) *Loc. cit.*, p. 218.
(2) Voir mon premier volume *Paralysies*, *loc. cit.*, p. 121.

niacale, encroûtent, en quelques heures, leur sonde, de phosphates.

Parfois on a lieu d'être étonné de la quantité surprenante de matière concrescible que dépose l'urine. Certains malades, surtout les vieillards, rendent des urines épaisses, blanchâtres, dont le mucus charrie d'énormes quantités de phosphates qui durcissent en se desséchant, et prennent l'aspect du plâtre. L'urine laisse parfois déposer de la matière plâtreuse en si grande abondance que l'ouverture pratiquée par la taille s'emplit au point d'être obstruée et de rester fistuleuse. On a vu alors l'urine incruster les lèvres de la plaie, et même les fesses et les linges de l'appareil. Camper (1) (dans un mémoire important sur les vices des différentes excrétions et leur influences...), consacre quelques pages aux pierres qui se forment au périnée par infiltration après l'opération de la taille. Louis (2) (dans un travail remarquable sur les pierres urinaires développées hors des voies naturelles) appelle l'attention sur les pierres formées au périnée soit après la taille, soit après une déchirure accidentelle de l'urètre. « Il se « forme, dit-il, plus souvent qu'on ne le croit communément « des pierres par l'urine infiltrée d'une manière particulière « dans les cellules du tissu graisseux qui avoisinent les réser- « voirs et les canaux naturels de cette liqueur. » Louis avec ses propres observations rapporte des exemples empruntés à Ledran (3), à Denys de Launay (4), à Tollet. Frère Come et Chopart ont signalé des faits de cette nature. De nos jours un ami de mon père, Valentin Motte (5), a vu la matière calculeuse remplir le tissu cellulaire du scrotum au point d'en décupler le volume. Ce sujet des concrétions du

(1) *Prix de l'Acad. de chir.*, t. V, 2e part., p. 632 ; 2e édit., 1819.

(2) *Mém. de l'Acad. de chir.*, t. III, p. 330.

(3) T. II, *Observ.* LXXVII.

(4) *Dissertat. pratique sur les maladies et opér. de la pierre*, 1700.

(5) *The Philadelphia Journal of medicine*, t. V, p. 335.

périnée se rattache aux pierres urétrales, par cette seule raison, qu'une déchirure de l'urètre peut, ainsi qu'on le verra, être cause de leur formation.

Un gravier de phosphate formé par l'agrégation des dépôts dans la vessie, représentant le début d'une pierre de formation secondaire, peut être expulsé spontanément ayant atteint un certain volume sans qu'on doive le regarder comme un signe de gravelle phosphatique ; on reconnaît son origine vésicale rien que par sa structure spongieuse très-friable, par sa légèreté, par sa surface inégale d'un gris sale. Les concrétions de cette nature, formées dans de semblables conditions, sont celles dont le développement est le plus rapide. Six semaines, deux mois, ont suffi chez certains de nos malades pour former des pierres grosses comme des noisettes. — Un homme de lettres, M. D., que M. le docteur Manec voyait avec mon père, affecté, malgré des soins incessants, de catarrhe et de rétention complète d'urine, était dans ce cas ; tous les six mois il fallait le débarrasser par la lithotritie, cela dura quinze ans. Un fabricant de Valenciennes, client d'un praticien expérimenté et très-honorable, M. le docteur Denis, se trouvait dans les mêmes conditions que le malade précédent. Tous les trois mois depuis plusieurs années, il demande à la lithotritie un soulagement de courte durée. Depuis la mort de mon père, je l'ai opéré quatre fois en un an, et cependant ce malade qui ne rend pas une goutte d'urine sans la sonde, fait exactement chaque jour plusieurs injections vésicales, dans le but d'éviter la cystite et le dépôt des phosphates.

J'opère depuis trois années, plusieurs fois par an, un quincaillier de Valenton, dont la vessie fermée par une ou plusieurs tumeurs fongueuses de la prostate ne laisse pas sortir sans la sonde une seule goutte d'urine. Des lavages avec la seringue, réitérés chaque fois qu'il se sonde, ne peuvent modifier l'aspect de son urine toujours odorante et trouble, éteindre l'inflammation chronique et empêcher le dépôt d'incrustations phosphatiques plâtreuses que je suis obligé d'extraire si souvent. Ce malade avait eu, il y a neuf ans, une pierre d'acide urique grosse et dure, après le broiement de laquelle il est resté plus de quatre ans sans souffrir. Il est survenu peu à peu de la difficulté dans la miction, un peu de catarrhe, les phosphates se sont précipités, et c'est alors que mon père et moi nous avons dû intervenir de nouveau.

Un négociant en oranges, M. G., octogénaire, qui vient de succomber à une pleurésie, avait eu à vingt ans un rétrécissement cautérisé par Ducamp, dilaté par A. Dubois, plus tard par Patrix, Pasquier, MM. Civiale et Ricord. Une dilatation quotidienne n'empêcha pas la difficulté dans l'émission d'augmenter de plus en plus. Depuis douze ans, M. G. était condamné à une rétention complète occasionnée par une volumineuse prostate, déjà développée de bonne heure par les excès vénériens et le passage des sondes. L'urine, promptement devenue nauséabonde, catarrhale, laissait déposer des phosphates en grande quantité, dont il fallait tous les cinq ou six mois le débarrasser en plusieurs séances. Le rétrécissement avait une telle tendance à se reformer, que pour l'opérer j'étais obligé chaque fois de pratiquer d'abord l'incision de cet obstacle, pour arriver dans la vessie avec un lithoclaste.

Cette disposition de l'urine altérée à laisser précipiter des matières concrètes, me paraît un fait suffisamment établi par les exemples qui précèdent.

On verra, au chapitre de la structure des calculs, que les pierres composées de *phosphate ammoniaco-magnésien* ne sont pas toujours friables, qu'elles ne sont pas toujours le résultat de l'agrégation confuse des particules salines. Dans ma collection j'en ai plusieurs d'une grande cohésion, et deux entre autres dont la croûte extérieure, épaisse de 4 et 5 millimètres, est composée de cristaux blancs, transparents et très-brillants, de forme trapézoïde.

CHAPITRE V

GRAVELLE DE PHOSPHATE DE CHAUX.

La *gravelle phosphatique proprement dite, formée dans le rein*, et dépendant d'un excès de sécrétion de chaux et de magnésie, est rare, je le répète; mais, lorsqu'elle existe, elle fournit un nombre assez considérable de graviers. Ils sont plutôt aplatis qu'arrondis, de différentes grosseurs, lisses, et d'un blanc quelquefois rosé ; ils sont légers, faciles à casser, sans être aussi friables que les concrétions consécutives à l'inflammation vésicale, leur teinte à l'intérieur est d'un blanc mat comme de la craie. Je ne connais qu'un petit nombre d'exemples de malades affectés de ce genre de gravelle. Ceux-là sont plutôt d'une constitution délicate et disposés à l'anémie. L'un d'eux, M. H., dont il est question à la page suivante, s'est beaucoup affaibli pendant les années qu'il a rendu de la gravelle phosphatique ; *il a été un des plus curieux exemples de transformation alternative de gravelle phosphatique en gravelle urique.* Je citerai quatre exemples des plus remarquables. L'urine était, dans ces cas, manifestement alcaline, observée aussitôt après l'émission, et à différentes heures de la journée.

La seule relation abrégée du fait suivant suffira pour ne pas laisser de doute sur la formation de ces concrétions dans le rein. M. le Cte de*** a eu à trois reprises des coliques néphrétiques, qui ont été suivies d'expulsion de graviers de phosphates. Se trouvant à Rome en 1850, il fut pris sans douleurs préliminaires dans les reins et sans symptômes généraux, d'une abondante hématurie ou *pissement de sang*. En novembre 1851, après des coliques néphrétiques, il expulsa dans l'espace de deux mois soixante graviers du volume d'un gros pois, et de couleur grisâtre ; bon nombre d'entre eux étaient à facettes. Quevenne les analysa, ils étaient formés de phosphate triple de chaux, d'ammoniaque et de magnésie. M. de... passa à Vichy les saisons de 1852 et de 1853. Son urine ayant alors été trouvée alcaline, ses médecins lui indiquèrent Contrexeville, en 1854. A son retour, il expulsa un gravier pareil aux précédents. En 1855 nouvelle saison à Contrexeville, sans expulsion de graviers. L'année 1856 s'est passée sans traitement. En janvier et février 1857, étant à Bruxelles, sensations pénibles dans la région des reins, urine chargée d'énormes quantités de mucosités filantes, besoins fréquents d'uriner, fièvre. Une analyse de l'urine faite par M. Stass, qui tient un rang éminent dans la chimie, démontra la prédominance des phosphates. Seutin explora la vessie et rencontra un petit calcul s'engageant dans le col, et qui sortit seul quelques jours plus tard. Des accidents semblables s'étant reproduits, mais compliqués de rétention, mon père, appelé de concert avec M. le professeur Cruveilhier, trouva un premier gravier arrêté dans l'urètre au niveau du gland ; il le brisa dans cet endroit avec une pince de trousse à mors croisés. Un second était arrêté au niveau du bulbe, il le brisa avec le trilabe urétral (ou petite pince à trois branches) ; enfin, un troisième, arrêté dans le col, fut repoussé dans la vessie, brisé et extrait avec le brise-pierre à cuiller ; un autre est sorti depuis ; tous étaient de phosphate triple de chaux, d'ammoniaque et de magnésie. M. de... passa le mois de juillet 1857 à Vichy, sous ma direction, un mieux sensible se fit sentir pendant la première semaine, puis l'eau minérale parut irriter les reins qui devinrent le siége de douleurs, et l'urine ne tarda pas à être de nouveau purulente et muqueuse. J'arrivai cependant à faire tolérer, à petites doses, l'eau de la source du puits Lardy et celle du parc. De nouveaux calculs ont été rendus pendant l'automne de 1857 et l'année 1858.

Un autre client de l'honorable docteur Denis, M. H..., âgé de soixante-dix ans, que j'ai opéré plusieurs fois sous les yeux de son médecin, *est un des plus curieux exemples de transformation alternative de la gravelle.* Des accès de goutte qui avaient autrefois fait souffrir M. H..., diminuèrent d'intensité, et des coliques néphrétiques bien caractérisées les remplacèrent ; il rendit des graviers blanchâtres. Dans l'année 1856, une rétention d'urine presque complète causée par une hypertrophie de la prostate, empêchant le malade d'évacuer les graviers descendus du rein, il eut recours pour la première fois à la lithotritie le 6 août 1856. La vessie contenait un assez grand nombre de petits calculs, dont quelques-uns ont été ramenés entiers dans l'instrument creux à cuiller ; ils étaient blancs, aplatis, et quelques-uns assez minces, formés de phosphate et de carbonate de chaux et de magnésie. Pendant six années il s'est formé chez M. H... des graviers qu'il a fallu extraire par la lithrotritie, quelquefois tous les mois. Il a subi cinq opérations en 1856, onze en 1858, quatre en 1859, huit en 1860 et deux en 1861.

J'ai présenté à la Société de médecine de la Seine (1) et à la Société anatomique (2) l'observation de ce malade et la collection de graviers entiers ou en débris, que nous avons extraits mon père et moi dans trente opérations. M. H..., en homme méthodique, les mit dans des boîtes étiquetées et datées avec soin. Cette petite collection est un curieux sujet d'étude de la

(1) *Gazette hebdomadaire de médecine*, 1862, juillet.
(2) *Bulletins de la Société anatomique*, p. 305, 1862.

transformation graduelle que peut subir la gravelle. A la quatrième opération, faite en octobre 1856, les graviers extraits étaient jaunâtres, composés en partie par de l'urate de chaux et d'ammoniaque, différant de couleur d'avec ceux qui avaient précédé. — Il ne se forma plus de calcul qu'en janvier 1858. A cette époque, le phosphate de chaux et de magnésie reparut en abondance et nécessita dans le courant de cette seule année onze opérations. Pendant les premières années que dura cet état, la santé du malade s'altéra sensiblement, ses forces s'épuisaient malgré un régime tonique et l'usage en boisson d'eaux minérales carbonatées calcaires de Pougues et de Chateldon. A la fin de l'année 1859, M.*** éprouva manifestement du mieux, et sa santé parut se rétablir. En février 1860, je remarquai, après une opération faite par mon père, que les concrétions avaient une teinte un peu plus jaune, l'un des graviers était de couleur nankin.

Depuis mars 1860 jusqu'en mai 1861, j'ai, moi-même, opéré six fois ce malade, et la gravelle phosphatique a été progressivement remplacée par de l'acide urique en graviers un peu plus petits et plus ronds (comme du chènevis), plus durs et moins abondants. L'urine, qui n'avait pas cessé d'être alcaline pendant plusieurs années, est redevenue acide ; fait remarquable, il n'y a pas eu, depuis deux ans, retour de coliques ni de calculs ; les choses s'étaient passé esainsi pendant l'année 1857.

Les leçons si intéressantes de M. le professeur Trousseau, sur la goutte (1), remarquablement rédigées par M. le docteur Dumontpallier, son chef de clinique, autorisent à attribuer à une forme obscure de cette maladie, cette transformation de la gravelle en urate de chaux, carbonate et phosphate de chaux.

Cet exemple extrêmement rare est confirmé par un fait

(1) *Union médicale*. Avril, mai 1861.

semblable emprunté à Naumann (1), et cité par M. Civiale (2). « M. Naumann, dit-il, a connu un goutteux atteint de ca- « tarrhe vésical, dont l'urine devenait laiteuse de temps en « temps et déposait une grande quantité de matière mucoso- « albumineuse mêlée avec du phosphate calcaire. Au bout « de quelques jours, il se déclarait un état général d'irrita- « tion, l'urine diminuait de quantité, elle prenait une teinte « plus foncée, la strangurie se déclarait et le dépôt phospha- « tique faisait place à une gravelle d'acide urique, alternance « fort remarquable. »

Howship a également signalé cette transformation alternative ; cet état de choses durait jusqu'à l'apparition d'un accès de goutte. C'est donc, comme on le voit, un fait tout à fait exceptionnel, et, pour éviter toute critique d'apparence fondée, je m'empresse de commenter mon opinion. J'ai, il est vrai, observé chez plusieurs malades affectés de la gravelle, une succession de substances solides différentes, par exemple un gravier d'acide urique et plus tard un gravier d'oxalate de chaux. Or, il est reconnu que ces deux corps paraissent être sous la dépendance d'un même état pathologique, que des écarts de régime disposent au dépôt de ces deux substances ; seulement l'acide urique se forme de toutes pièces, et l'oxalate de chaux, ainsi que je l'ai soutenu précédemment (p. 58), a besoin d'être introduit dans l'économie par certains végétaux alimentaires. Dans le cas présent, au contraire, il s'agit de deux substances que des conditions pathologiques très-opposées peuvent seulement produire : le phosphate de chaux et de magnésie, indice d'une grande débilité, d'un trouble organique profond ; et l'acide urique, qui lui a succédé et dont la présence révèle une constitution plutôt robuste, un excès de séve.

(1) Naumann, *Handbuch der medicinischen Klinik*, t. VI, p. 398.
(2) *Loc. cit.*, p. 34.

On pourrait aussi m'opposer, en regard de ce fait que je présente comme extrêmement rare, celui des calculs alternants. Les calculs alternants, bien que composés au centre d'une autre substance qu'à l'extérieur, ne présentent rien d'analogue à l'exemple dont il est question. Ainsi, dans ma collection de 252 calculs, il y en a au moins 30 dont le noyau est différent de la périphérie, mais je n'ai jamais vu de calcul alternant, composé au centre de phosphate triple ou double et entouré d'acide urique ou d'oxalate. On en a cependant observé ; Brugnatelli (1) donne la description de deux pierres dont le noyau était de phosphate calcaire très-blanc, entouré dans l'une par de l'oxalate de chaux brun, recouvert par de l'urate d'ammoniaque, et dans l'autre par de l'acide urique.

Or, en rapprochant ce qui se passe dans la vessie de ce qui s'est opéré dans les reins de notre malade, cet exemple est remarquable par ce fait, que le phosphate de chaux a formé au début, et pendant des années, la base des concrétions et que progressivement l'acide urique l'a remplacé.

Le régime, les toniques, le fer, les eaux minérales acides bicarbonatées calcaires, telles que Contrexeville, Pougues, Chateldon, les limonades minérales faibles, ont eu pour effet de modifier la nature des concrétions de M. H. en rendant à son sang les éléments qu'il avait perdus. — J'ai noté dans l'observation qu'une grande amélioration dans la santé avait précédé la seconde apparition de l'acide urique. — Après les premiers graviers d'acide urique, la gravelle a été suspendue pendant un an, et après les seconds pendant deux ans et plus, puisque M. H., en avril 1863, est encore bien.

Le père d'une de nos célébrités chorégraphiques est le sujet de la troisième observation de gravelle phosphatique ; M. C..., malade depuis 1854, encore en traitement, et que M. le professeur Cloquet a vu en consultation, ne peut, à

(1) *Lithologia humana*, p. 34.

cause d'un rétrécissement et d'un gonflement du col de la vessie, expulser de grandes quantités de petits calculs de *phosphate triple de chaux, d'ammoniaque et de magnésie*, les uns arrondis, les autres lenticulaires, mais très-lisses, et d'une légère coloration rosée ou lilas : mon père était obligé de les lui extraire ; tous réunis, ils remplissaient une grande soucoupe, et ce malade a continué à en rendre. J'ai dû moi-même lui faire plusieurs séances de lithotritie pendant un voyage que mon père fit en Russie.

Le nommé R., âgé de trente-cinq ans, marchand de vin, logé pendant deux ans dans une chambre sombre et très-humide, vint me consulter au mois d'octobre dernier. Assez grand, ayant été fort ; pâle jusqu'à la décoloration des lèvres, marchant péniblement et courbé en deux, ce malade se plaignait seulement de pesanteur du côté des reins, mais il souffrait de douleurs très-aiguës dans la verge, derrière le pubis et du côté de l'anus. Depuis un an l'urine était teinte de sang, et la marche était douloureuse. Quelques mois auparavant le malade avait rendu plusieurs petits graviers blancs; M. le docteur Amussat fils l'avait sondé sans trouver de pierre vésicale. Je renouvelai le cathétérisme exploratif sans rencontrer de calcul ; j'ordonnai du fer de quinquina et de l'eau gazeuse de Chateldon. R. rendit, quelques semaines après, plusieurs petits graviers blancs composés de phosphate, et se sentit momentanément soulagé. Une abondante évacuation de graviers ayant été accompagnée d'un affaiblissement très-sensible, le malade se décida à entrer à la Maison municipale du faubourg Saint-Denis, où M. le docteur Demarquay le sonda aussi sans rien trouver. Le dépérissement fut rapide, et R. succomba le 31 décembre. A l'autopsie on trouva les deux reins très-enflammés et remplis de petits graviers blancs arrondis, composés de phosphate de chaux et de magnésie.

M. D..., homme jeune, grand, assez maigre, cuisinier de

son état, est le cinquième exemple ; à la suite de coliques néphrétiques douloureuses, mal caractérisées quant à l'ensemble des symptômes, il a rendu en trois ans quatre graviers de phosphate gros comme un pois un peu allongé. Les toniques et les martiaux l'ont guéri.

L'urine qui contient des phosphates en excès, et spécialement ceux de chaux et de magnésie, *est peu colorée et souvent trouble ;* il y a en même temps défaut d'acide urique ou d'urate d'ammoniaque, quelquefois même il y a diminution ou absence d'urée.

Pour éviter toute erreur, j'insiste pour faire bien comprendre qu'il ne s'agit pas, dans les exemples qui précèdent, d'une cystite chronique et du dépôt de sels de phosphate triple précipités par une urine ammoniacale décomposée par la présence du muco-pus. Il est question de graviers très-abondants de phosphate de chaux et de magnésie, formés dans le rein. Leur descente dans la vessie a été accompagnée de coliques néphrétiques caractérisées. Je terminerai comme j'ai commencé, en disant que la gravelle phosphatique proprement dite, formée dans le rein, est plus rare qu'on ne le pense et je n'ai pu en réunir qu'un très-petit nombre d'exemples.

CHAPITRE VI

CARBONATE DE CHAUX. — CARBONATE DE MAGNÉSIE.

Un calcul entièrement composé de carbonate de chaux est un fait exceptionnel. On trouve, au contraire, cette substance presque toujours mêlée au phosphate de chaux, même au *carbonate de magnésie.* Les concrétions de carbonate de chaux doivent être classées dans la gravelle phosphatique, parce qu'elles sont accompagnées d'une légère alcalinité de l'urine.

Cette substance cristallise en petites sphères séparées ou réunies, elles représentent alors un corps allongé et déprimé au milieu, comme un jouet appelé diable. Cette dépression est moins accentuée que dans les cristaux d'oxalate de chaux en sablier, décrits par G. Bird (voir p. 60). Dans les sédiments abondants de carbonate de chaux, ce sel existe sous la forme de sphères rayonnées, comme les oursins de mer (*fig*. 22) ; c'est ainsi qu'elle se trouve en abondance dans l'urine des lapins.

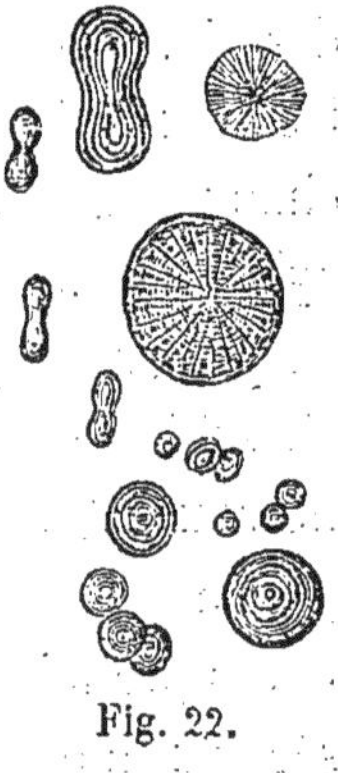
Fig. 22.

La gravelle de carbonate de chaux me semblait un fait douteux ; les exemples qu'on rapporte sont rares et légèrement étudiés. Le seul que Prout (1) relate, concerne de petits calculs formés de carbonate de chaux combinés avec du phosphate terreux; les plus gros paraissaient contenir encore plus de phosphates. Smith (2) a décrit des calculs de carbonate de chaux qui ressemblaient en apparence au calcul mûral. M. Samuel Bigelow a analysé un calcul du musée Dupuytren, dont l'élément essentiel était le carbonate de chaux.

M. Guillon a aussi observé un volumineux calcul de carbonate de chaux (3).

Berzelius regardait cette substance comme rarement associée en forte proportion aux concrétions urinaires. Lorsqu'il sera question de la dissolution des calculs, on verra l'influence des eaux alcalines sur la précipitation du carbonate de chaux.

Mon père, M. Le Roy, d'Étiolles, n'avait pas, jusqu'en 1858, observé de gravelle de cette nature. Le premier exemple que le hasard me fit observer en 1856, étant, ainsi qu'on va le

(1) Prout, *loc. cit.*, p. 245 et 125.
(2) *Med.-chirurg. Trans.*, t. XI, p. 14.
(3) *Union médicale*, 1852, p. 222.

voir, simulé par un collégien, me confirma dans mon opinion que cette gravelle n'existait pas. J'ai dû lever mes doutes relatifs à la gravelle de carbonate de chaux après en avoir observé un exemple irréfutable chez un officier d'artillerie.

Voici d'abord l'histoire du jeune collégien. A Vichy M. Durand Fardel me présenta, en juillet 1856, le jeune B..., garçon de quinze ans, son client et celui de mon ami, M. le professeur Aucler, de Clermont. Le malade rendait au collége, disait-il, des pierres avec de grandes douleurs et de grands efforts. Je les ai examinées, c'étaient de petites billes de carbonate de chaux, blanches comme de la craie pure, la plus friable ayant tous les caractères physiques de cette substance, et avec lesquelles on pouvait écrire au tableau noir sans appuyer; elles faisaient une bruyante effervescence avec les acides minéraux, etc. J'ai cru tout d'abord à une supercherie de la part de ce jeune garçon, d'apparence indolente, que les accidents prenaient seulement au collége. Mais des motifs plus sérieux m'ont en outre poussé à faire cette supposition. La rareté excessive de cette substance excrétée par le rein, l'absence totale de troubles dans la sécrétion urinaire, l'acidité naturelle de l'urine, l'absence de douleur dans les reins et dans la vessie, la description peu naturelle des symptômes éprouvés par le malade, son embonpoint, son air de santé, même aussitôt après les crises et l'évacuation de ces graviers, tout enfin m'a persuadé que nous avions affaire à un petit fourbe qui s'était introduit à l'entrée de l'urètre des morceaux de craie, qu'il faisait ensuite ressortir en pressant avec les doigts le conduit derrière les corps étrangers.

L'observation du second malade mérite plus d'attention. Le lieutenant d'artillerie Maurand, très-brun, d'une robuste constitution et d'un tempérament sanguin, après avoir souffert pendant plusieurs mois dans les reins, a rendu, pendant 1856, huit graviers blanchâtres, du volume de très-gros pois.

De retour à Rome, après une saison de deux mois de traitement à Vichy, pendant l'été de 1857, cet officier rendit encore trois graviers, à la suite d'une revue fatigante. Son urine contenait beaucoup de sang au mois de mars 1858. Cette hématurie s'étant renouvelée, il obtint un congé, et, quelques jours après son arrivée à Vichy, où il était à l'hôpital, M. M. évacua un gravier semblable aux précédents; il me l'apporta. *C'est avec étonnement que j'ai trouvé ce gravier composé de carbonate de chaux.* Les symptômes de pierre persistaient (douleur après avoir uriné, interruption du jet, etc.). Je conseillai au lieutenant de se faire sonder par le médecin en chef de l'hôpital militaire, M. le docteur F. Barthez, aux soins duquel il était confié. Le 11 juin, il fut sondé sans résultat, le 13, je sondai le lieutenant devant M. F. Barthez et le docteur Larrivière, médecin en second, et je rencontrai deux petits calculs. Le malade aurait pu être débarrassé en une courte séance; mais M. Barthez, pour des motifs d'administration, s'opposa à ce que j'opérasse le lieutenant M. à l'hôpital. Après ce refus, malgré mon désir de rendre service au malade, je ne jugeai pas convenable de le faire sortir pour l'opérer, je l'adressai à Paris à mon père qui eut égard à ma recommandation. Le troisième jour M. M. était guéri, repartait pour Rome et mon père m'écrivait : « *J'ai facilement débarrassé* « *ton malade, et chose inattendue chez un gaillard aussi* « *bien portant, j'ai trouvé deux petites pierres blanches,* « *que l'analyse a montré être du carbonate de chaux.* »

Le CARBONATE DE MAGNÉSIE pur se rencontre bien rarement dans les calculs urinaires humains.

Récemment j'ai placé sous les yeux de M. Rayer un calcul humain gros comme un œuf de pigeon, mamelonné à l'extérieur, d'un blanc éclatant à l'intérieur, extrêmement friable; l'analyse a démontré qu'il était composé de carbonate de magnésie presque pur.

LIVRE III

CARACTÈRES PHYSIQUES DES CONCRÉTIONS.

Un long ouvrage ne suffirait pas pour relater en détail toutes les nuances des caractères physiques que peuvent présenter les concrétions urinaires. Pour le comprendre, il suffit de savoir que Martin Schurigius (1), en 1744, a consacré à la description des caractères physiques un tiers de son important traité, fait à l'aide des citations blibliographiques les plus complètes et les plus diverses, sur le volume, le poids, le nombre, la configuration, la substance, l'extérieur des pierres, etc.

Ce travail, d'une richesse surprenante en recherches et en documents utiles, a servi presque littéralement à l'érudition facile d'ouvrages contemporains.

CHAPITRE PREMIER

VOLUME ET PESANTEUR DES CONCRÉTIONS.

Que de différences on observe, seulement en ce qui concerne la grosseur de la matière calculeuse ! elle peut se rencontrer

(1) Martin. Schurigius, *Lithologia historico-medica*. Dresdæ et Lipsiæ, in-4°, 1744.

sous l'aspect du sable le plus fin, et atteindre, dans certaines circonstances, très-exceptionnelles, il est vrai, le volume du fruit appelé calebasse. Bien rarement de nos jours une pierre parviendra à cette masse exorbitante, parce que la maladie mieux étudiée ne peut rester assez de temps méconnue, et les malades, n'étant pas effrayés par la lithotritie comme ils l'étaient par la taille, ne reculent plus aussi longtemps devant l'opération qui doit les soulager. Les caractères les plus importants des graviers et des pierres trouveront donc seuls place dans cette description.

J'ai dans ma collection le moule en plâtre d'une des plus volumineuses pierres qui aient jamais été rencontrées, elle égale en grosseur la *taille d'un œuf d'autruche*, elle mesure 43 centimètres dans sa grande circonférence, c'est-à-dire 1 pied 4 pouces. Un moule semblable, de la même pierre, a été déposé au musée Dupuyten ; M. Houel (1), professeur agrégé de la Faculté, dans son *Manuel*, ne donne que sa provenance. Voici sur cette monstrueuse concrétion des détails intéressants et très-exacts. M. le docteur Uytterhœven, chirurgien en chef de l'hôpital Saint-Jean à Bruxelles, avait retiré cette pierre par la taille sus-pubienne, et en avait envoyé à mon père le moule en plâtre accompagné d'une note qui avait été perdue. Aux renseignements que je lui ai demandés, M. Uyttherhœven m'a répondu :

« Je suis heureux, honoré collègue, de pouvoir rendre ce « petit service au fils d'un homme que j'estimais, et dont les « travaux furent si utiles aux progrès de l'art de guérir.

« La *grosse pierre*, dont vous me parlez, n'a pas été fen- « due; il m'a semblé que ce partage en eût ôté le mérite de « curiosité, qui réside dans la *monstruosité du volume*.

« L'analyse des calculs urinaires a été faite du reste si sou- « vent qu'il n'y a plus rien à découvrir à ce sujet.

(1) Houel, *Man. d'anat. path.*, p. 419, nº 130.

« Quoi qu'il en soit, vous recevrez un livre, intitulé *Mé-*
« *langes de chirurgie* (1), où se trouve incluse l'observation
« de ce cas de lithotomie, avec les détails qui peuvent vous
« intéresser... »

..... « Jérôme Bœlaerts, portefaix, âgé de trente-neuf ans...
« est un homme maigre, d'une stature élevée, d'un tempéra-
« ment lymphatico-nerveux et d'un caractère morose. *Dès*
« *l'âge de douze ans il s'aperçut que ses urines déposaient*
« *un sédiment abondant, et une grande quantité de ma-*
« *tières glaireuses,* et il fut tourmenté par un besoin fré-
« quent d'uriner. Cependant sa santé fut toujours excellente ;
« il se maria, eut plusieurs enfants, et les incommodités de
« son mal ne l'empêchèrent pas de continuer son rude mé-
« tier, jusqu'à environ cinq mois avant l'époque à laquelle il
« vint réclamer notre assistance.

« La main appliquée sur l'hypogastre sent un corps dur,
« s'élevant au-dessus du niveau du pubis. Le malade nous
« rapporte que c'est depuis trois à quatre mois seulement
« *qu'il sent ce corps lourd s'incliner toujours du côté sur*
« *lequel il se couche ; s'il se baisse fortement, ce même corps*
« *se porte en avant. Le doigt introduit dans le rectum*
« *trouve cet intestin déprimé par la vessie distendue outre*
« *mesure et remplissant presque en totalité le petit bas-*
« *sin ;*... le diagnostic établit... La cystotomie sus-pubienne
« fut décidée.....

« Le calcul est saisi et extrait par des tractions lentes,
« modérées et dirigées de manière à permettre aux par-
« ties molles de se dilater sans déchirement. *Alors tous*
« *les assistants peuvent, à leur grand étonnement, juger*
« *de l'énormité de ce corps étranger* (*fig.* 23). *Il pèse*
« 1 *kil.* 150 *grammes, sa circonférence est de* 43 *centimè-*

(1) *Mél. de chirurg., d'ophthalm. et d'hyg.*, 1859, par A. Uytterhœven, p. 211 et suiv.

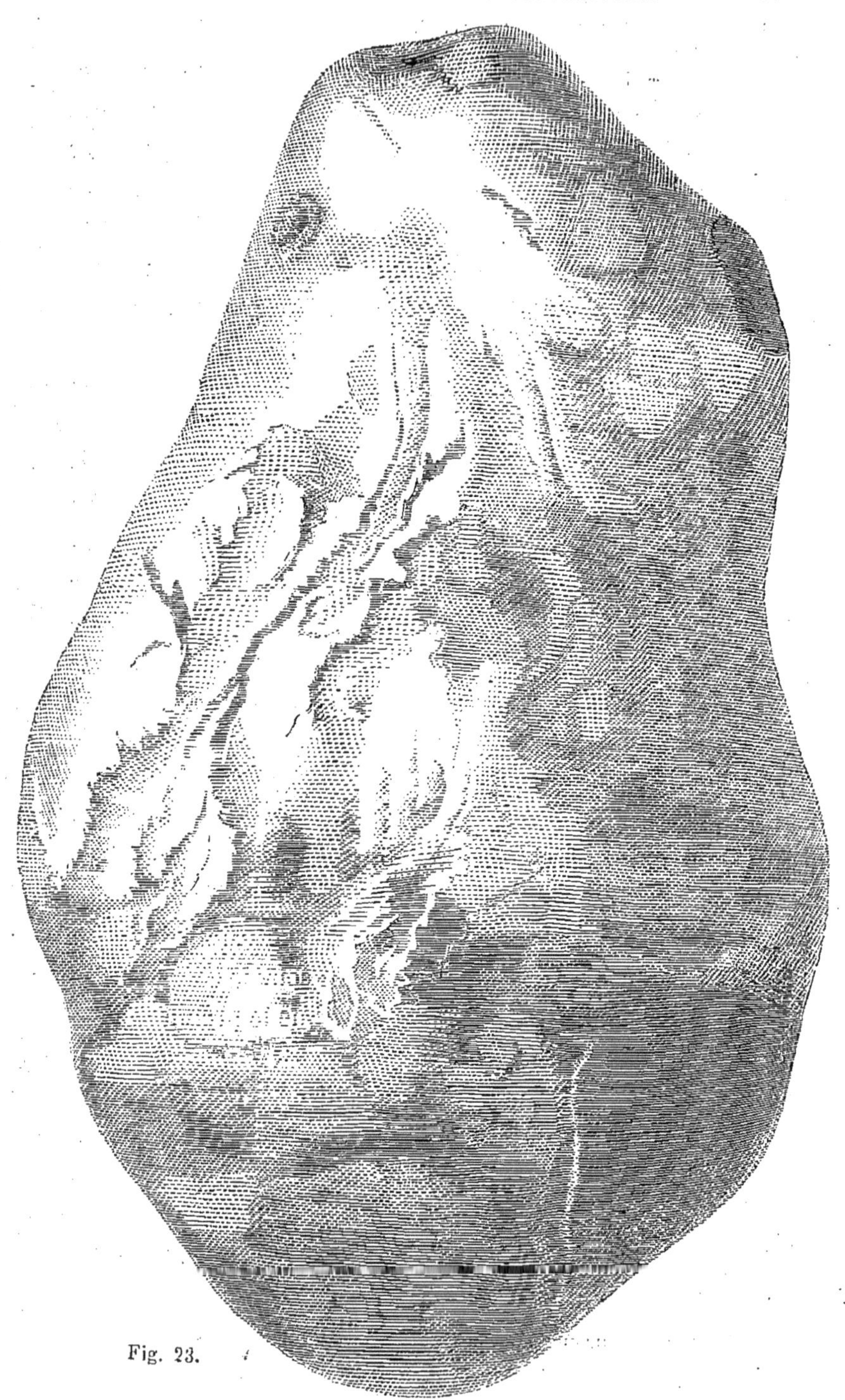

Fig. 23.

« *tres* (1), *prise selon son diamètre longitudinal*, *et de* 30 *se-* « *lon le plus grand diamètre transversal. Sa hauteur est de* « 17 *centimètres ; sa surface d'un jaune fauve est bosselée ;* « *il paraît formé de plusieurs couches minces*, *friables*. Il n'a « pu être soumis à l'analyse chimique, étant destiné à être « déposé dans un cabinet d'anatomie pathologique ; il est « pyriforme et ressemble assez bien à la calebasse. »

« Le malade est mort huit jours après l'opération.

« *Vessie.* — Ses parois sont dures et *d'un pouce d'épaisseur;* « à l'endroit correspondant au sommet de la pierre, *les tissus* « qui constituent la vessie *sont complétement usés dans l'é-* « *tendue d'environ une pièce de cinq francs*. Cette partie du « corps étranger n'y était *plus recouverte que par le péri-* « *toine qui paraît lui-même frappé de gangrène*, à en juger « du moins par la teinte noirâtre qu'il présente. *En sorte* « *que la pénétration du calcul dans la cavité abdominale* « *était imminente.* La muqueuse est recouverte d'un pus « très-épais, et offre plusieurs fistules communiquant avec « des abcès formés dans l'épaisseur des parois vésicales. Un « vaste abcès occupe la fosse iliaque interne gauche et se « prolonge jusque sur les bords du sacrum.

« *Reins et uretères.* — Sont à l'état normal. »

Il y a bien loin de cette masse énorme de matière saline concrète au léger dépôt de sable criant sous le doigt, qui se précipite au fond de l'urine et qui marque le premier degré de l'affection calculeuse si répandue.

On a éprouvé quelque embarras pour désigner d'une manière précise, par des noms distincts, les sables, les graviers et les pierres. J'appellerai *sable*, les concrétions pulvérulentes très-fines qui se déposent aussitôt après l'émission ; il faut les distinguer des sédiments qui s'attachent aux parois du vase, par suite du refroidissement du liquide. Les urines, quand

(1) C'est par erreur que dans le texte on a mis 39 centimètres.

elles sont sédimenteuses ou jumenteuses, seulement après une violente fatigue, un accès de fièvre, n'indiquent pas une disposition à la gravelle ; mais, si c'est un état habituel, il annonce une urine trop chargée de sel.

J'appellerai *gravelle*, l'agrégation des sables formant de petits corps plus ou moins arrondis, de grosseur différente. Je les compare à des graines dont le volume est connu de tout le monde, et que je prends comme types : la *graine de pavot*, de *moutarde*, de *millet*, ou de *chènevis*.

Les *graviers* sont des concrétions plus grosses, dont le diamètre ne dépasse pas celui de l'urètre ou les limites de sa dilatabilité naturelle. Les plus petits sont comparables à des petits pois, les moyens à des noyaux de cerises, les plus gros à des merises ou à des noisettes, quand ils conservent la forme sphérique, et à des haricots ou à des fèves quand ils affectent la forme ovale.

On a réservé le nom de *calculs* et de *pierres*, aux concrétions dont le diamètre dépasse celui de l'urètre *et qui ne peuvent sortir sans opération.*

Les *pierres* sont donc de volumineux graviers descendus tout formés du rein ou ayant grossi dans la vessie. *Il est difficile de préciser la limite de volume qui sépare le gravier de la pierre.* En effet, une concrétion d'une grosseur donnée, retenue par tel individu, sera facilement expulsée par tel autre : le diamètre et la dilatabilité de l'urètre variant beaucoup selon les *individus* et les circonstances, ainsi que le font justement observer MM. Monneret et Fleury (1).

Certaines maladies, telles que les rétrécissements de l'urètre, la tuméfaction, les valvules du col de la vessie et l'hypertrophie prostatique, tendent à rendre ces différences plus manifestes ; elles rétrécissent le canal, en limitant son élasticité, ou en fermant le passage à des graviers d'une petite di-

(1) *Compendium de médecine*, art. GRAVELLE.

mension qui, pour les individus affectés de ces maladies, prennent le nom de calculs. Ces différences s'observent tous les jours. Le sexe seul en établit une considérable. On a lieu d'être surpris, en voyant quelle dilatation peut subir l'urètre de la femme pour livrer passage à d'aussi volumineux corps étrangers que ceux que je vais citer. Leur sortie s'opère lentement, et comme par une espèce d'accouchement, dit Boyer. Plusieurs chirurgiens ont eu l'idée de dilater l'urètre et le col vésical chez la femme au point d'y introduire le doigt indicateur afin d'opérer l'extraction des corps étrangers, calculs ou autres.

J'ai présenté en 1855 à la Société anatomique (1) un calcul d'acide urique de la grosseur d'un petit œuf de poule; M. le docteur Cambournac, de Bourges, l'avait donné à mon père; il l'avait dégagé avec ses doigts de l'urètre d'une femme, quand il était à moitié sorti. Sa surface était profondément corrodée, probablement parce qu'il avait longtemps séjourné dans l'urètre (*fig.* 24); il pesait 45 grammes étant encore imbibé d'urine, aujourd'hui qu'il est desséché il n'en pèse que 31. Une femme dont l'observation est relatée dans la *Gazette des hôpitaux* (2) a rendu sans opération et sans aide un calcul un peu plus volumineux encore que le précédent. On trouvera plus loin au nombre des cas de hernie de vessie, compliquée de pierre, l'histoire d'une femme dont la vessie s'est renversée au dehors à travers l'ouverture urétrale, à la suite d'efforts provoqués par l'expulsion douloureuse de graviers, dont les plus

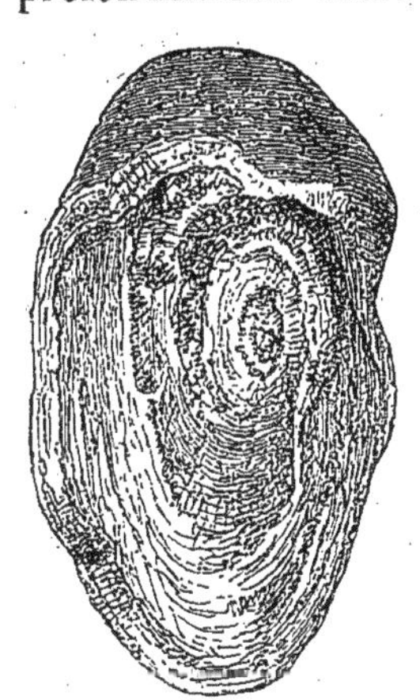

Fig. 24.

(1) *Bull.*, p. 552, 1855.

(2) *Gaz. des hôp.*, p. 192, 1836.

gros avaient 5 centimètres de diamètre (1). Dans sa Revue de la presse anglaise, l'*Union médicale* (2) rapporte qu'une femme enceinte de six mois, prise de rétention d'urine complète durant vingt-quatre heures, fit pour uriner un dernier effort, après lequel un gros calcul tomba dans le vase ; il avait un pouce de longueur, un de largeur et trois quarts de pouce d'épaisseur.

Pierre Borellus (3) rapporte que la fille d'un cabaretier a rendu, en urinant avec de grands efforts, une *pierre blanche très-dure grosse comme un œuf d'oie.* Ce fait extraordinaire rendrait de même vraisemblable un exemple emprunté à Majol par M. Civiale (4), s'il n'y avait erreur dans la traduction. « Une femme (dit cet auteur) rendit, l'une après « l'autre, trois pierres grosses, la première comme un œuf « d'oie, la seconde comme un œuf de poule, la troisième « comme une noix. » Ce n'est pas par l'urètre, mais par le rectum (*per alvum*), que ces pierres ont été rendues, pendant un accouchement difficile (*in partu difficili tres lapides per alvum emittente*), après lesquelles enfin l'enfant sortit (*tandem fœtum enitente*) (5).

Pour prouver à Louis que l'urètre de la femme n'est pas aponévrotique et qu'il est capable de se dilater considérablement, Claude Lecat (6) a réuni quatre exemples de volumineux calculs sortis par les seuls efforts de la nature. Le premier, observé par Morand (7) et Thornill, concerne une jeune fille de dix-huit ans, qui avait rendu à la suite d'une toux violente une grosse pierre oblongue pesant plus de

(1) *Gaz. méd.*, p. 737, 1855.

(2) *Union méd.*, p. 607, 28 mars 1863.

(3) Borellus, cent. II, obs. XXII, p. 128.

(4) *Loc. cit.*, p. 158, l. 19.

(5) Sim. Majol, *Dier. canicular.* colloq. III, fol. III, 42.

(6) Claude-N. Lecat, *Recueil de pièces concernant l'opération de la taille*, p. 102, 103. Rouen, 1752.

(7) *Traité de la taille au haut appareil*, 1728, p. 146.

4 onces, et qui était restée huit jours au passage. « *Le bout* « *qui en paraissait au dehors*, dit Morand, *était si large* « *que quelques voisins ignorants croyaient que c'était la* « *tête de l'os de la cuisse qui sortait par là.* » — Van der Gracht, de Lille, fit part à Lecat du second fait relatif à une fille de vingt-quatre ans ; elle souffrait depuis quelques jours d'une rétention d'urine et refusait de se laisser sonder ; on la mit au bain où elle rendit une pierre d'un volume considérable, fort inégale, pesant 3 onces 1 gros. — Dans le troisième exemple, il est question d'une pierre d'un volume assez gros rendue aussi dans le bain par une femme de cinquante-six ans. — Le quatrième fait est certainement un des plus extraordinaires ; Lecat (1) donne le dessin, la dimension et le poids d'une pierre rendue par une dame de Florence à la suite d'une violente envie d'uriner, causée par cette pierre descendue dans la vessie onze ans auparavant à la suite d'une douloureuse colique néphrétique ; cette concrétion formée d'une substance spongieuse et légère ne pesait que 184 grammes, malgré son volume qui était de 9 centimètres en longueur, de 5 centimètres 1/2 en largeur, et de 4 centimètres 1/2 en épaisseur. Marcellus Donatus (2) rappelle, d'après les écrits de Marcus Tourellen, le fait d'une pierre grosse comme un œuf de poule rendue après une colique néphrétique.

Alexandre Benedictus (3) rapporte qu'il a vu des pierres de la taille d'un œuf de poule rejetées hors de la vessie. De Ploucquet renvoie aux *Nouvelles de la république des lettres* (4) pour le fait d'une vieille femme, soulagée de douleurs insupportables, qui duraient depuis vingt-cinq ans, par la sortie spontanée d'une grosse pierre *raboteuse et inégale*, longue de 3 pouces sur 5 de circonférence. Une incontinence

(1) Lecat, 3e part., pl. III, fig. 3.
(2) Donatus, *De medic. histor. mirab.*, lib. IV, cap. XXX, p. 525.
(3) Benedictus, *De re med.*, lib. XXII, cap. XXXV, fol. 412.
(4) Mai 1686, art. 7.

d'urine a continué d'incommoder le reste de sa vie une femme âgée de soixante-trois ans, après l'expulsion d'une pierre *irrégulière*, dont Beard (1) donne les dimensions ; ce corps étranger avait 20 centimètres dans sa grande circonférence et 12 dans l'autre. Plusieurs graviers, qui par leur volume méritaient la dénomination de pierres, ont été dégagés et extraits par mon père, des urètres de femmes qui avaient pour médecins MM. Duméril, Campagnac, Foville. J'en ai présenté un à la Société anatomique, il avait environ 2 centimètres de diamètre (2).

Pareils exemples, déjà très-surprenants quand ils se présentent chez la femme, dont l'urètre est très-court, fort large et d'une étonnante élasticité, prennent la proportion du merveilleux quand on les observe chez l'homme, dont les voies sont plus longues, beaucoup plus étroites et moins élastiques. Elles peuvent cependant encore, dans quelques circonstances exceptionnelles, sans le secours d'une incision en boutonnière, livrer passage à des corps étrangers dépassant 2 centimètres de diamètre.

M. Mistler, de Epsig (3), a donné des soins à un homme de soixante-dix ans qui a rendu plusieurs calculs à facettes, après avoir éprouvé tout à coup des douleurs extrêmement fortes dans l'urètre, et de la rétention d'urine ; *ce malade resta en convulsion pendant vingt-quatre heures ;* le plus gros de ces graviers a 3 centimètres 3 millimètres dans son grand diamètre (14 lignes 1/2) ; sa grande circonférence est de près de 10 centimètres (43 lignes). Guil. Fab. de Hilden (4) cite un adolescent qui rendait par la verge (*per membrum virile excernente*) des calculs de diverses couleurs dont quelques-uns dépassaient la grosseur d'une châtaigne. Trois graviers chacun

(1) *Philos. Trans.*, 1727, t. XXXIV, p. 11.
(2) *Bull. de la Soc. anat.*, p. 552.
(3) *Gaz. méd.*, 1831, p. 198.
(4) G. Fabrice de Hilden, *Obs. chir.*, cent. I, obs. LXIX, fol. *m*, 52.

de la taille d'une aveline furent extraits du méat urinaire d'un enfant, âgé de sept ans, par M. Bernard (1). Louis (2) a vu des calculs assez gros chassés avec force de l'urètre par un flot d'urine. Zacutus Lusitanus (3) raconte comment une pierre poussée avec force dans l'urètre d'un jeune homme s'y est arrêtée pendant huit jours et a été cause d'accidents mortels. La rupture partielle du calcul permit à l'urine de passer et fit cesser ces accidents, ce qui délivra le malade des angoisses de la mort (*illum a mortis faucibus liberarunt*). Zacutus (4) cite encore deux faits analogues : dans l'un, le volume des pierres a nécessité l'incision du gland, et l'usage de pinces : le malade a guéri ; le deuxième a succombé à une hémorrhagie abondante survenue après quinze jours de rétention complète que rien n'a pu faire cesser. On trouva dans le canal une énorme pierre rouge très-dure, pointue d'un côté et arrondie en sphère de l'autre.

Mon père a aussi vu, mais exceptionnellement, des malades donner issue à des concrétions trop volumineuses pour être cependant rangées dans les graviers. Il cite (5) l'exemple d'un négociant qui, après deux mois de traitement par l'eau de Vichy, à haute dose, a rendu un calcul d'oxalate de chaux du volume et de la forme d'une forte amande, dont la longueur était de 3 centimètres et l'épaisseur de 11 millimètres.

Pour ma part, j'ai observé plusieurs fois avec quelle facilité l'urètre se laisse dilater par un corps étranger poussé par l'urine, que chassent d'énergiques contractions vésicales. Il est d'observation que le gravier chemine d'autant plus vite que

(1) *Martinus Bernhardus a Bernitz M. N. C.*, dec. 1, an. 2, obs. CXLI, p. 225.

(2) *Mercure de France*, oct. 1755.

(3) Zacutus, *De prax. med. adm.*, lib. II, obs. LXXVII, fol. m, 59.

(4) *Ibid.*, lib. II, obs. LXXV. — *Ibid.*, obs. LXXVI.

(5) Deuxième lettre à l'Académie sur la dissolution des ca culs.

sa forme est plus régulière ; cela s'est passé ainsi pour un gravier gros comme une merise, qui avait rapidement parcouru l'urètre et s'était arrêté derrière le méat urinaire. Il m'a suffi d'inciser légèrement cette ouverture pour le dégager ; un autre, rugueux et aplati comme une amande, a mis deux jours à s'avancer dans l'urètre d'un riche propriétaire de Nizerolles près de Vichy, j'ai dû avec des pinces l'attirer dans la fosse naviculaire pour l'y broyer. Un colonel de cavalerie, de stature colossale, étant venu dix ans de suite à Vichy, rendait habituellement et sans grande douleur des graviers gros comme des haricots ordinaires.

Malgré ces différences établies par la dilatabilité des parties, qui permet aux uns de rendre des concrétions que d'autres retiennent dans la vessie, il n'en est pas moins utile de conserver les divisions que j'ai naguère établies entre les graviers et les pierres.

Le volume et le poids des pierres méritent de fixer encore notre attention. Précédemment on a pu s'assurer par la figure 23 du surprenant volume auquel pouvait arriver la matière calculeuse.

Tolet (1) a vu à Paris une pierre qui pesait plus de 32 onces, elle avait été apportée d'Écosse et tirée après la mort du malade. Verduc (2), Tolet (3) et Deschamps (4) parlent tous trois d'un prêtre qu'on a taillé à la Charité, en 1690, et dont la pierre se trouva si grosse, qu'on fut obligé de la laisser dans la vessie ; — le patient mourut quelques jours après ; « cette pierre était d'une si prodigieuse grosseur qu'il ne « s'en est jamais vu de pareille. Elle pesait 3 livres 4 on- « ces (1632 grammes). » Chopart (5), en 1791, s'assura que

(1) Tolet, *Traité de la lithotomie*, p. 37, 1708.
(2) Verduc, *Traité des opér. chirurg.*, ch. XI, p. 40.
(3) Tolet, *loc. cit.*, p. 37.
(4) *Traité de la taille*, t. I, p. 94.
(5) Chopart, *Traité des mal. des voies urinaires*, t. V, p. 228

cette pierre n'avait perdu que 2 onces de son poids en 101 ans. Elle avait 17 centimètres 1/2 de long sur 32 de circonférence, c'est-à-dire qu'elle était un peu moins grosse que la pierre extraite par M. Uytterhœven, dessinée figure 23.

Le poids des pierres n'est pas toujours en rapport avec leur volume ; la nature diverse des sels qui les composent, et le mode de réunion des molécules, constituent des différences sur lesquelles j'aurai à m'étendre plus loin. La pesanteur, on le comprend, n'a qu'une importance secondaire au point de vue chirurgical, et les praticiens y fixent peu leur attention pour la porter de préférence sur le volume plus ou moins considérable de la pierre, qui les déterminera à choisir telle méthode plutôt que telle autre ; la taille hypogastrique, et non la taille périnéale, ou cette dernière plutôt que la lithotritie. Heureusement, aujourd'hui la lithotritie est arrivée à un tel degré de perfection, qu'elle peut morceler avec succès de bien grosses pierres. Ces considérations trouveront leur place dans un prochain traité de la lithotritie.

Il faut déterminer le volume d'une pierre par des mesures assez exactes, autrement les épithètes peuvent être une cause d'erreur ; si celle de monstrueuse convient aux masses représentées figures 23 et 26, elle est déplacée pour désigner, comme l'a fait Palluci (1), une grosse pierre qu'il a enlevée dans une taille latérale. Le dessin qu'il en donne mesure 7 centimètres dans le grand diamètre ; ce corps étranger extrêmement dur avait une pointe très-aiguë correspondant avec un des uretères dans lequel elle pénétrait, ce qui opposa des difficultés à son extraction.

J'ai été conduit aux réflexions précédentes par le rapport de poids qui peut exister entre deux pierres d'un volume très-différent, ainsi que le prouvent les exemples qui suivent.

(1) Palluci, *Lettre à M. de Humelauer sur la cure de la pierre*. Vienne, 1764, fig. 4.

Une des plus grosses que mon père ait retirées par la taille était d'acide urique, ne mesurait que 9 centimètres forts de longueur sur 6,5 de largeur, et pesait, peu de temps après son extraction, 365 grammes, presque 12 onces; cette pierre, assez aplatie, est représentée, dans la figure 25, sciée par la

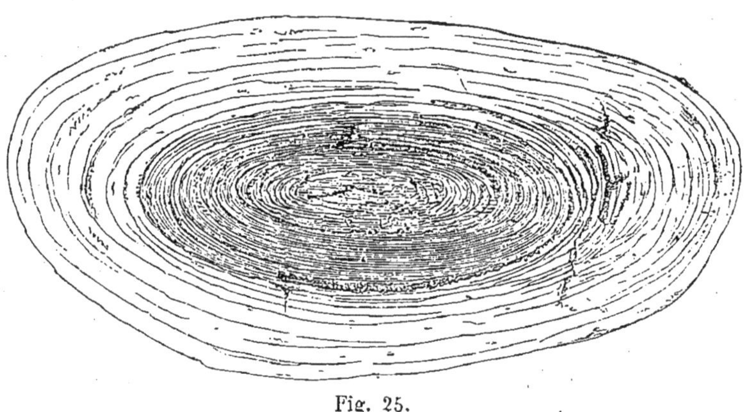

Fig. 25.

moitié transversalement à sa longueur. Tandis que la pierre représentée figure 26, grosse comme un œuf d'autruche, ne pesait que 25 onces 1/2 (816 grammes).

J'ai emprunté ce dessin à la thèse de J. Grœnevelt (1). Garmann (2) décrit également cette monstrueuse concrétion; c'est aussi d'elle que parle Verduc (3) avec quelques détails. Le malade chez lequel on la trouva, âgé de quatre-vingt-deux ans, était alderman de Londres. Durant le cours de nombreuses années il souffrait au périnée pendant l'excrétion de l'urine. Peu d'heures avant sa mort il n'avait aucune envie d'uriner. De Hollier, chirurgien d'une habileté reconnue, dit Grœnevelt, fit l'autopsie, et trouva la vessie vide d'urine,

(1) Grœnevelt, *Dissertatio lithologica figuris illustr.* Londini, 1687.

(2) Garmann, *De miracul. mort.*, l. a, p. 1100 (*et Act. erudit.* Lips., mens. mart., p. 126, an. 1685).

(3) J. B. Verduc, *Traité des opér. de chirur.*, ch. xi, p. 40.

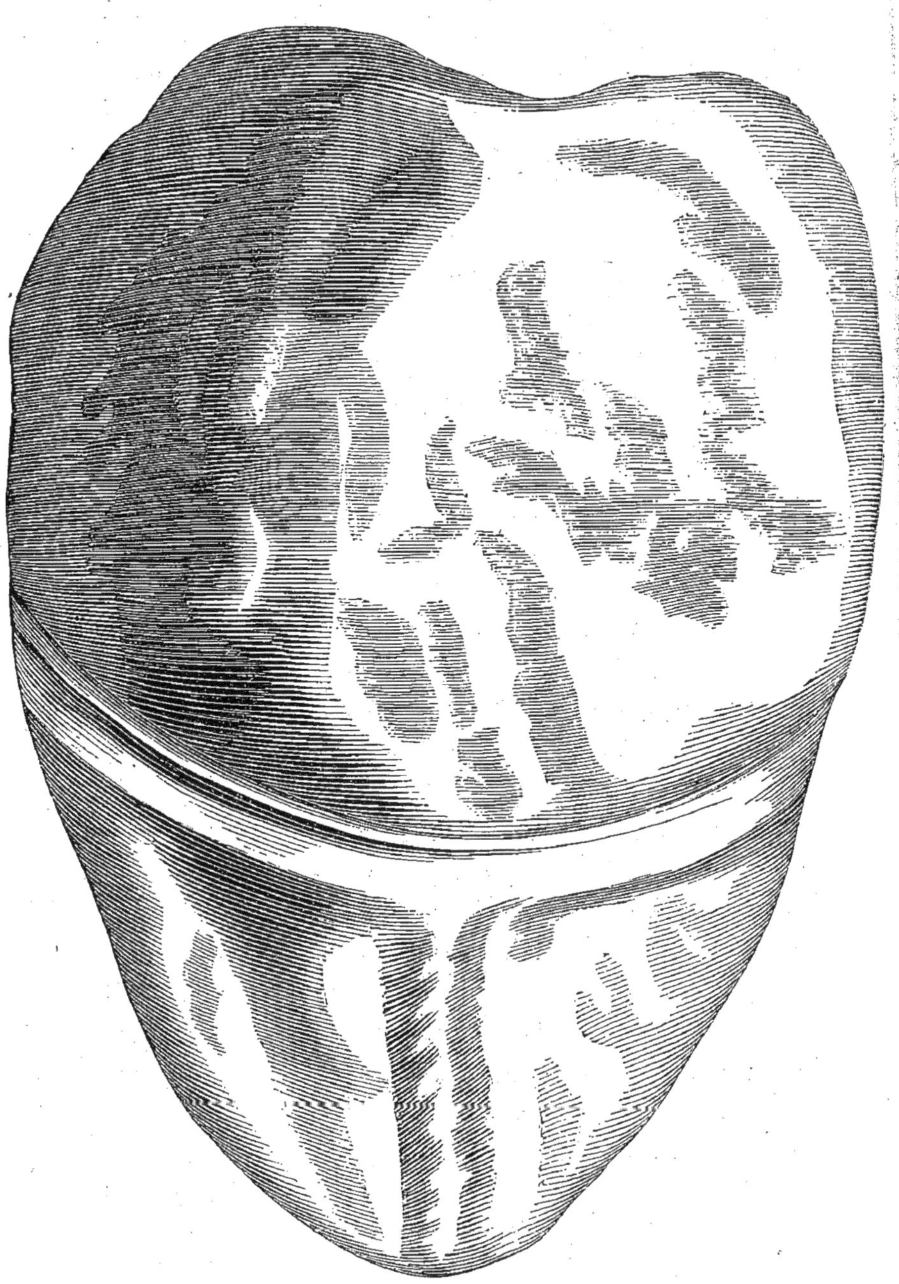

Fig. 26.

mais remplie d'une pierre représentant une poire de la plus grande taille : « *Vesicam invenit urina vacuam, sed calculo* « (*pyri majoris figuram repræsentante*) *inusitatæ et incre-* « *dibilis magnitudinis impletam.* » A sa partie inférieure, du côté du rectum, elle portait un canal demi-circulaire en forme de gouttière, qui servait de route à l'urine, depuis les uretères, et du milieu duquel partait un autre canal qui la conduisait dans l'urètre.

Grœnevelt (1), après la mort, a retiré lui-même une pierre vésicale ronde comme une très-grosse pomme, ayant 11 centimètres de diamètre, et pesant 19 onces (608 grammes). Une pierre dont la grosseur remarquable n'a pu être exactement déterminée ne pesait qu'une livre. M. Civiale, pour l'extraire par la taille, a été obligé de l'écraser ; « les frag- « ments réunis remplissaient un bassin. » Un chirurgien que j'ai vu à Londres, qui a été interne de Dupuytren, M. King (2), à qui on doit un parallèle entre la lithotritie et la taille, a donné la description d'une pierre qui ne pesait que 27 onces (864 grammes) et dont le volume extraordinaire atteignait 20 centimètres de longueur sur 41 de circonférence. Un chirurgien d'un grand talent, M. Rigal, de Gaillac (3), a dû pratiquer la taille vésico-vaginale pour extraire de la vessie d'une jeune femme de vingt-quatre ans souffrant depuis l'enfance, une pierre pesant 340 grammes et mesurant plus de 9 centimètres de diamètre.

Des exemples qui suivent, il est naturel de tirer cette conséquence : la grosseur des pierres n'a pas de rapport avec l'âge du malade. J. Daniel Geyerus (4) rapporte l'histoire d'un calcul *volumineux comme un œuf de dinde* enlevé par morceaux à un enfant d'environ douze ans qui avait souf-

(1) Page 34.

(2) *Lond. med. and phys. Journ*, 1828.

(3) *Arch. gén. de méd.*, t. XXV, p. 425.

(4) *Miscellanea naturæ curiosorum*, dec. II, an. 5, obs. CCXXXI, p. 456.

fert de la pierre dès sa naissance. On trouva dans la vessie d'un enfant de deux ans un calcul égalant un œuf de poule. Cornélius Solingen (1), qui rapporte ce fait, donne aussi la description d'une opération dans laquelle un chirurgien retira de la vessie d'un enfant de quatre ans, cinq calculs dont le plus gros était comme une châtaigne (2). Un enfant de dix ans, qui à l'âge d'un mois rendit déjà un gravier, avait, au dire de Steph. Blancard (3), une pierre vésicale grosse comme un œuf de poule pesant 6 onces. Une pierre spongieuse de la même grosseur, ne pesant qu'une demi-once, existait près du col de la vessie d'une petite fille de sept ans citée par Thomas Bartholin (4).

Un calcul ressemblant tout à fait de forme et de volume à un petit citron, remplissait exactement la vessie et l'entrée de l'urètre d'un enfant de huit ans souffrant depuis trois ans. Muller (5) donne une gravure de cette pierre qu'il méconnut, parce qu'elle était entourée d'une membrane fongueuse. Dans une thèse inaugurale du même temps, Schlegel (6) donne la description et le dessin d'une pierre qu'il a trouvée dans la vessie d'un enfant de neuf ans, elle avait la forme d'un solide irrégulier à neuf pointes, de 4 centimètres 1/2 de diamètre.

Nous avons taillé à Noisy-le-Sec, mon père et moi, un petit garçon de trois ans, dont la pierre, un peu aplatie, était plus grosse qu'un œuf de pigeon.

En réunissant les citations des milliers de pierres vésicales dont les auteurs donnent les figures ou la description, on ar-

(1) Solingen, *Van de manual operatien*, part. II, cap. XIV, p. 189. Ed. German., p. 273.

(2) *Ibid.*, part. III, cap. XIV, p. 189.

(3) Blancard, *Prax. med.*, cap. IX, *Oper. med.*, t. II, p. 159.

(4) Bartholin, *Histor. anat.*, cent. I, hist. LXXI, p. 107.

(5) J. Sigism. Muller, *Raram de calculo vesicæ observationem.*

(6) J. David Schlegel, *Casum de calculo vesicæ prægrandi in puero invento.* Erford, 1745.

riverait à une échelle insensible de grosseur et de poids depuis le millimètre et le centigramme jusqu'aux masses informes qui viennent de nous arrêter un instant. Ce qu'il est utile de connaître, c'est le volume le plus ordinaire auquel parviennent les calculs vésicaux; il varie entre le volume d'un œuf de pigeon et la grosseur d'un œuf de poule.

Une pierre vésicale sera très-petite, si elle est comme une amande, ou une aveline; sa présence peut alors être supportée sans aucun signe de souffrance. Elle sera moyenne si elle égale une noix; au delà de cette limite, le corps étranger devient une pierre volumineuse, dont la présence ne tarde pas à réagir sur l'économie et à causer des accidents d'autant plus graves qu'elle est plus développée. Je rappellerai que souvent, par cela même qu'une pierre devient assez grosse, sa nature et sa composition se modifient par suite de l'inflammation à laquelle elle donne lieu; le catarrhe facilite le dépôt des carbonates et des phosphates qui viennent à leur tour former les couches extérieures du calcul.

Quand, par des circonstances qui trouvent plus loin leur explication, *ces graviers*, au lieu de descendre dans la vessie, *ont continué à s'accroître dans les cavités des reins*, leur volume peut devenir considérable, sans cependant jamais atteindre les proportions des plus grosses concrétions vésicales. La disposition anatomique de ces parties s'y oppose, et les désordres sont si grands déjà quand la pierre remplit les calices et le bassinet, que la mort en est la conséquence presque inévitable.

J'ai présenté, en 1855, à la Société anatomique (1) un calcul remplissant complétement les cavités d'un rein dont il avait altéré la substance; ce calcul était irrégulier, avec des ramifications dont quelques-unes brisées et détachées n'ont pu être reproduites dans la figure 27 où on le voit renfermé

(1) *Bullet. de la Société anatomique*, p. 152, 1855.

dans le rein transformé en coque fibreuse. Ce calcul ramescent avait été méconnu pendant la vie ; le malade sur lequel

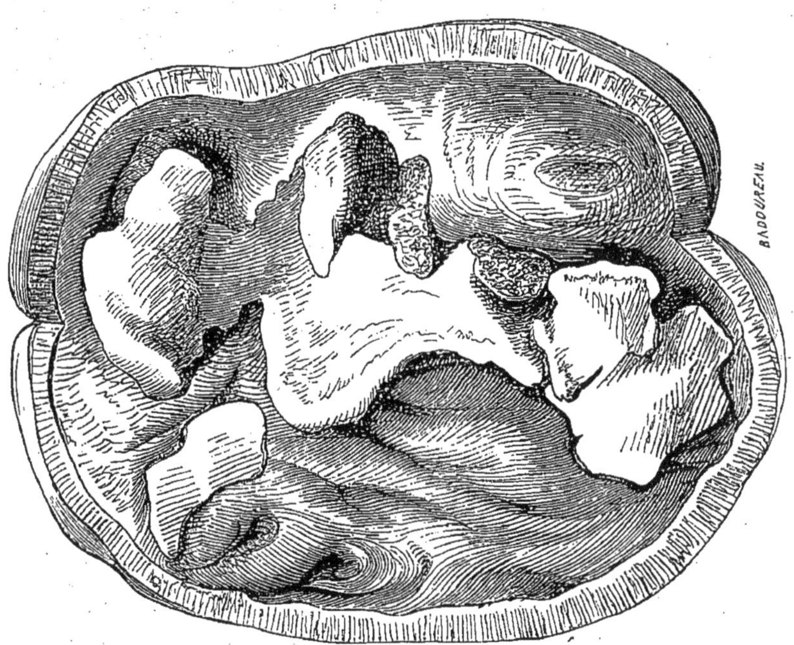

Fig. 27.

j'ai recueilli cette pièce n'avait jamais souffert des reins. Il avait été taillé pour un volumineux calcul vésical qui lui causait seul de violentes douleurs ; en exposant les principaux symptômes causés par les calculs qui séjournent dans les reins, je donne quelques détails sur ce fait.

Le rapide accroissement d'un gravier dans les reins n'est pas toujours une des circonstances qui puissent le retenir dans cette région ; une des causes sans doute aussi fréquente de son séjour dans le rein, c'est l'adhérence de la substance calculeuse avec le tissu de la glande. La petite concrétion de forme singulière que représente la figure 28, en est une preuve ; je l'ai trouvée chez un homme mort de péritonite à la suite d'une taille hy-

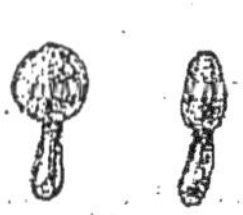

Fig. 28.

pogastrique, elle était engagée dans un tube urinifère, très-dilaté par sa petite portion cylindrique, son extrémité aplatie faisait seule saillie en dehors, ressemblant assez à une cheville ou à une clef de violon quand elle repose à plat. Elle a le contour d'un petit champignon quand elle est vue de champ.

D'une dimension ordinairement assez petite, les graviers qu'après la mort on trouve dans les reins, sont gros comme des pois, ou comme de petites fèves, et la plupart seraient descendus tôt ou tard dans la vessie.

Rarement les plus grosses pierres rénales dont l'histoire fait mention, dépassent le volume d'une forte noix plus ou moins allongée, et leur forme est très-irrégulière. Dans la figure 29 est représentée une des plus grosses que j'aie vues. Je l'ai

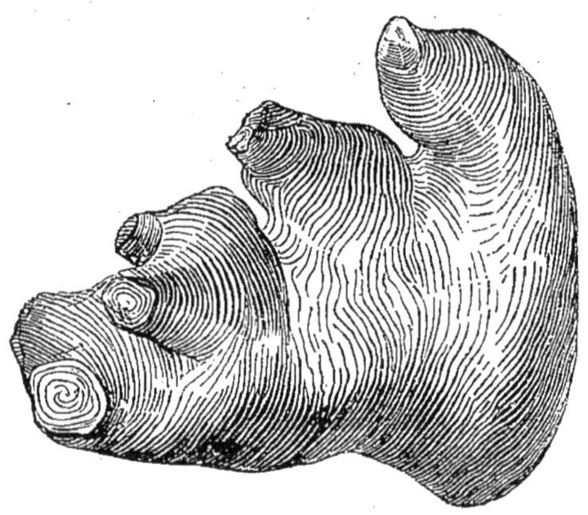

Fig. 29.

retirée du rein droit d'un cultivateur de la Vendée, âgé de cinquante-sept ans, mort huit jours après la troisième séance d'une lithotritie commencée dans les circonstances les plus favorables et dont la marche ne permettait pas de douter du succès. Des accidents fébriles de forme pernicieuse et une néphrite aiguë avaient été déterminés par la présence de ce calcul et d'un autre que renfermait le rein gauche. L'acide urique les compose entièrement, comme la pierre vésicale qui avait nécessité la lithotritie. Longue de 6 centimètres et 4 millimètres, large de 3 centimètres, cette pierre (*fig.* 29) pèse, desséchée, 75 grammes. Celle qui remplissait le rein gauche était de forme encore plus irrégulière (V. *fig.* 30).

Trop souvent des calculs du rein, dont aucun symptôme n'avait annoncé la présence, sont la cause d'accidents graves, indépendants de la prudence et de la légèreté de main du chirurgien qui pratique la lithotritie. J'appellerai, quand il en sera temps, l'attention sur cette influence fâcheuse des calculs du rein sur la guérison des pierres vésicales.

Ruysch (1) a décrit et dessiné un calcul du rein, du même volume que le précédent, et de forme à peu près semblable ; il le compare à une grosse racine de gingembre. Ce calcul remplissait le bassinet et les calices du rein gauche d'une femme de quarante ans, morte asthmatique, dont il fit l'autopsie en présence de plusieurs médecins.

Une pierre plus grosse encore, puisqu'elle égalait *un œuf de poule*, a été trouvée par C. F. Garmann (2) sous l'enveloppe du rein gauche, dont elle remplissait la cavité. Un marchand de plumes étant mort de vives souffrances du rein et de la poitrine, N. Tulpius (3) a dû couper le parenchyme de l'organe en plusieurs morceaux, pour retirer de chacun des reins une très-grande pierre se séparant en quatre rameaux comme une croix. Une femme de Paris étant morte après avoir souffert quarante ans des reins, l'autopsie en fut faite en présence de N. Chesneau (4), qui raconte le fait. Il existait dans chacun des reins, une pierre grosse comme une noix, mais plus longue ; l'un des reins était en suppuration, et sa substance perforée par la pierre.

(1) F. Ruysch, *Obs. chir. anat.*, obs. LVI, p. 52, t. I, édition illustrée. Amstelod., 1737.

(2) *De mirac. mortuor.*, lib. III, tit. III, art. 65, p. 1103.

(3) Tulpius, *Obs. medic.*, lib. II, obs. XLIV, p. 176.

(4) Chesneau, *Observ.*, lib. III, cap. IX, p. 340.

Dans les reins comme dans la vessie, le volume des concrétions n'est pas en rapport avec l'âge du malade. — Une petite fille de huit ans avait le rein droit tellement rempli de matière calculeuse, qu'il était, d'après l'observation de A. Cnœffelius (1), comme incrusté de plâtre (*ac si gypsea materia fuisset illitus*). Le dessin d'un calcul irrégulier remplissant, au point de le dilater, le bassinet d'un enfant de trois ans a été donné par Ruysch (2). Peu de temps après sa naissance, cet enfant avait rendu plus de cinquante graviers comme des petits pois.

Dans la thèse de Reichel (3), intéressante par la description et les dessins de calculs rénaux de forme curieuse, on trouve l'observation d'un enfant de neuf ans, dont le rein gauche détruit, séparé en quatorze cellules, remplies d'une quantité énorme de matière purulente, contenait deux calculs ; le frottement de ces deux pierres produisait du bruit avant que l'on eût ouvert l'organe ; l'une d'elles mesurait en longueur 4 centimètres, l'autre 3 1/2.

Quoique dans quelques circonstances exceptionnelles, on ait trouvé *dans les uretères* des concrétions assez volumineuses pour être regardées comme des monstruosités pathologiques, il n'est pas moins exact de poser, en règle générale, que les calculs qui s'arrêtent et s'accroissent dans ces canaux, n'y atteignent pas une grosseur considérable. Les graviers assez petits pour s'engager dans les uretères, franchissent facilement ces canaux pour tomber dans la vessie, à moins de présenter des aspérités qui peuvent les y arrêter, à moins encore d'y être retenus par un prolongement d'eux-mêmes, d'une plus grande dimension, développé dans le bassinet. Toutefois, quand ils sont arrêtés dans les uretères et qu'ils

(1) *Ephem. Nat. Cur.*, dec. I, an. 4, ch. v, obs. LXIV.
(2) *Obs. chir. anat.*, obs. LVII, p. 53, t. I, edit. illust. Amstel., 1737.
(3) J. Dan. Reichel, *De calculis renalibus*. Lipsiæ.

s'y accroissent, c'est en se moulant pour ainsi dire sur l'organe et en s'allongeant, qu'ils prennent une forme cylindrique plus ou moins régulière.

Cette étroitesse de l'uretère limite le développement du calcul qu'il renferme; quand le corps étranger remplit ce canal jusqu'à le dilater, il met obstacle à l'écoulement de l'urine, et son accumulation dans les régions sus-vésicales ne tarde pas à déterminer des accidents mortels de néphrite et d'urémie. Un cas semblable s'est présenté chez une femme qui avait cruellement souffert pendant des années, et dont Ruysch (1) fit l'auptosie. Son uretère, bouché près de la vessie par un calcul plus gros qu'une aveline, était tellement distendu dans sa partie supérieure, qu'à en juger par la figure donnée par Ruysch, son volume approchait de celui de l'estomac; ce canal contenait une pinte de matière purulente. Dans de rares exceptions cependant, le calibre de l'uretère n'est pas complétement obstrué, malgré les dimensions exagérées que prennent les calculs de cette région; une gouttière ou un sillon creusés à leur surface continuent dans ce cas à laisser à l'urine un passage suffisant pour empêcher la rétention. Le volume des calculs qu'on rencontre dans ce conduit est ordinairement comparable à un noyau de datte ou d'olive, quelquefois à une olive entière.

Au dire de Baptiste Contulus, on trouva dans l'uretère gauche du cardinal Franzoni, près de la vessie, deux petits calculs triangulaires allongés comme des noyaux d'olive (2).

Ledran (3) a retiré par la taille une pierre enchâssée dans l'uretère, et qui faisait saillie dans la vessie; une figure la représente rugueuse, longue de 5 centimètres 1/2, large de 1 centimètre 2/3. En disséquant une femme qui avait été

(1) F. Ruysch, *Obs. anat. chirurg.*, 96, p. 88, fig. 75, t. I, 1737. Amstel.
(2) *Act. Erudit.* Lipsiæ, an. 1639.
(3) Ledran, *Traité des opér. chir.*, 1762, p. 275.

pendue, le même chirurgien (1) trouva « le milieu de « l'uretère tellement dilaté qu'il s'y était amassé la valeur de « trois onces de graviers, entre lesquels l'urine passait et se « filtrait comme par une fontaine sablée. »

Un chirurgien d'Amsterdam, qui avait longtemps souffert des reins et rendu des graviers, mourut de rétention et d'accidents néphrétiques. Ruysch (2) trouva deux calculs dans le rein droit, et dans l'uretère gauche, un de la grandeur et de la forme d'une olive, entouré d'une multitude de petits graviers comme des grains de millet, qui empêchaient complétement le passage de l'urine. Une figure indique la disposition de ces petites concrétions autour de la grosse.

A l'occasion de la petite dimension de l'uretère et de son extension, qui peut être portée au point d'égaler le pouce ou même un intestin, Dionis (3) rapporte qu'on a trouvé au milieu des uretères du ministre Colbert des concrétions très-grosses « qui lui avaient fait souffrir durant les derniers jours « de sa vie d'effroyables douleurs néphrétiques. » F. le Boe Sylvius (4) a trouvé dans le milieu d'un uretère une pierre de la grosseur d'un œuf de pigeon.

En citant le fait d'une pierre urétrale grosse comme une muscade, retirée d'un abcès de l'aine par Stalpart van der Viel (5), et un autre exemple analogue observé par Arculanus (6), de trois pierres volumineuses comme des châtaignes, sorties de l'abcès ulcéré de l'aine d'une femme, j'ai voulu signaler ce que j'expose plus loin avec quelque détail, ce sont les ressources mystérieuses et inespérées de la nature qui favorisent parfois l'heureuse terminaison des désordres

(1) Ledran, *Traité des opér. chir.*, 1762, p. 268.

(2) *Obs. anat. chir.*, obs. XV, p. 15, f. 16.

(3) Dionis, *Cours d'opér. chir.*, 3e démonstr., p. 185, 1751.

(4) Sylvius, *Prax. medic.*, lib. I, cap. LVI, p. 246.

(5) Stalpart, *Observ. rares de méd.*, p. 361, t. I, 1758.

(6) *De lapide*, p. 677, cap. CIV.

causés par des calculs formés dans les reins et dans les uretères. L'inflammation que le corps étranger allume dans l'organe qui le renferme, devient alors un moyen de salut; l'abcès auquel elle donne lieu et le pus qui s'y forme lui ouvrent un passage. J'ai soigné avec mon père un homme (1) qui a rendu des graviers par des fistules de l'aine et des lombes.

(Dans les chapitres qui traitent des pierres de la prostate et de l'urètre, se trouve aussi la description de leurs propriétés physiques.)

CHAPITRE II.

FORME ET DISPOSITION DES CALCULS.

Irrégulières, bizarres, capricieuses, quand elles ont pris naissance dans les cavités anfractueuses des reins, sur lesquelles elles se moulent en les déformant, les concrétions se rapprochent assez de la forme ovale, quand elles se sont développées dans la vessie. Il est remarquable que les pierres les plus inégales de surface, les calculs mûraux, soient ceux qui restent le plus constamment sphériques. Les pierres multiples et très-petites sont aussi presque parfaitement rondes. En général, les calculs solitaires affectent une forme ovoïde aplatie.

Forme des pierres dans les reins et les uretères.

Les pierres des reins ordinairement en forme d'amande ont souvent aussi des ramifications, des prolongements irréguliers qui les font assez exactement ressembler à des madrépores, ce qui les a fait nommer coralliformes. J'ai recueilli

(1) *Gaz. hebd. de méd.*, 1858, p. 877.

celle que représente la figure 30, ainsi que celle qui est figurée sous le n° 29, dans les reins du même malade. L'une ressem-

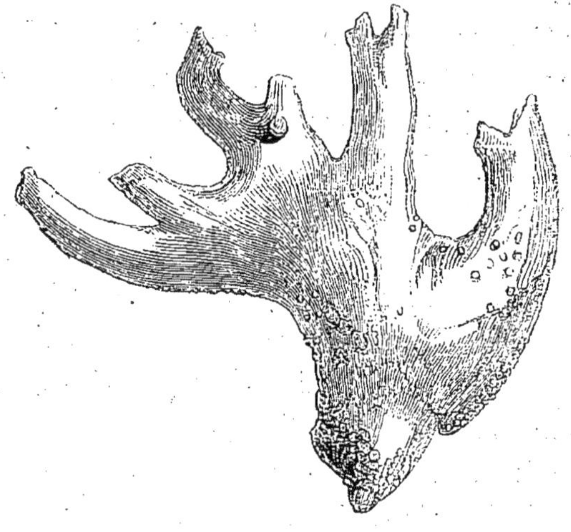

Fig. 30.

ble exactement à un corail, l'autre à une main dont les doigts sont difformes. Toutes les deux sont entièrement composées d'acide urique. On a vu (*fig.* 27) une pierre que j'ai présentée à la Société anatomique, et dont la forme tourmentée remplissait le rein réduit à l'état de coque fibreuse. Le petit gravier de la figure 28 lui-même est d'une configuration assez curieuse. D'après ces seuls exemples, on pourrait se faire une idée de la variété des contours que peut présenter la matière calculeuse qui s'est développée dans les régions supérieures de l'appareil urinaire.

Dans un travail plein d'intérêt de F. A. Walter (1), on voit une belle gravure sur cuivre du calcul rénal le plus volumineux qui soit connu. Trouvée dans le rein d'un homme de soixante ans, cette pierre pesait 120 grammes et mesurait 10 centimètres dans sa plus grande longueur : couverte d'ap-

(1) Walter, *Krankheiten der Nieren und Harnblase.* (Avec 13 gravures sur cuivre. Berlin, 1800.)

pendices plus ou moins proéminents, par l'ensemble elle se rapproche de la forme du calcul représenté précédemment figure 27.

Dionis (1), sur un dessin qui lui a été envoyé de Rome, a fait graver deux très-grosses pierres trouvées dans les reins du pape Innocent XI. Celle du rein gauche pesait 288 grammes (9 onces); elles avaient l'une et l'autre 8 centimètres 1/2 de longueur. L'un des dessins ressemble à un de ces chiens de formes fantastiques que représentent certaines gargouilles qui ornent les monuments de l'art ogival. Aussi dans la description et les comparaisons des calculs rénaux, l'esprit s'est-il donné carrière, et a-t-il fait des rapprochements entre ces concrétions et les objets les plus opposés.

On ne sait si l'on doit comparer à une conque ou à des ossements fossiles les calculs rénaux extraordinaires dessinés dans J. Schenckius (2). — J. D. Major (3) compare le plus gros des calculs trouvés dans les reins du philosophe Sperling, à un bec d'oiseau, dont la portion recourbée pénétrait dans l'uretère en l'obstruant. Une figure de la thèse d'Othmar Heer (4) représente un calcul conique dans un rein transformé en lipome; cette concrétion a le contour d'une défense de rhinocéros.

Dans la thèse de D. Reichel (5), une belle gravure reproduit deux calculs du rein. L'un, très-volumineux, ressemble à un chapeau tricorne orné d'un pompon et porté par un pied; l'autre, composé de deux pièces, ressemble à deux os articulés d'un pied de mouton.

Ruysch, je l'ai dit, a comparé une grosse pierre du rein à une racine de gingembre. D'autres auteurs ont fait des rapprochements entre la forme de ces concrétions et une tête de

(1) *Cours d'opérations de chirurgie*, p. 182, 4e édit., 1751.
(2) *Lithogenesia sive de microcosmi*, p. 45. Francof., 1608.
(3) Major, *Historia anatom. calculorum*. Lipsiæ, 1662.
(4) *De renum morbis*. Halæ, 1790.
(5) Reichel, *Obs. de calculis renalibus*. Lipsiæ, 1772.

cerf ornée de son bois, un éléphant, un poignard, un cœur, une bouteille, un chat, une dent, etc. Ces comparaisons forcées n'ont d'autre utilité que de démontrer à quel point peut varier la forme de la matière calculeuse. A la surface de ces concrétions rénales, on observe quelquefois des sillons ou gouttières que l'urine en s'écoulant incessamment a empêché la matière calculeuse de combler. Il est rare de trouver ces gouttières aussi distinctement tracées que l'était celle du calcul de l'électeur de Saxe, telle que la représente Schenckius (1), d'après Kentman; on dirait un trou fait à l'emporte-pièce.

Dans le rein comme dans la vessie, plusieurs calculs peuvent exister à la fois. Tant que l'inflammation chronique ne se déclare pas dans l'organe qui les contient, ils ne se soudent pas, même quand, par suite de leur développement, ils arrivent à se trouver en contact; des deux surfaces qui se touchent, l'une peut augmenter en prenant une courbure concave, et l'autre une courbure convexe, ce qui leur donne l'aspect d'une articulation ; j'ai eu l'occasion de le faire remarquer à la page précédente pour deux pierres gravées dans Reichel, et qui ressemblaient à deux os articulés d'un pied de mouton. Quand parfois ces pierres, si elles sont composées d'acide urique, viennent à se souder dans le rein, c'est au moyen d'un dépôt de phosphate calcaire qui forme une gangue dans laquelle ils sont moulés. Au sujet des pierres de phosphates (page 89), j'ai déjà expliqué comment, à la suite de l'inflammation de la muqueuse, l'urine, qui laissait déposer de l'acide urique, se décompose en présence du pus et laisse alors déposer les phosphates. Sur la pierre qui remplissait le rein dessiné figure 27, on distinguait deux portions assez grandes, lisses, jaunâtres, très-dures, composées d'acide urique, unies par du phosphate de chaux, d'ammoniaque et de magnésie, mou, friable et d'un blanc sale.

(1) Schenckius, *Lithogenesia*, p. 40, 1608. Francofurti.

Assez lisses à la surface, même sur leurs ramifications, quand ces pierres sont composées d'acide urique, elles offrent aussi par places des granulations comme les oranges dont la peau est épaisse. Les deux calculs (*fig.* 29 et 30) ont par places de ces granulations; ils sont cependant si luisants et si unis, qu'on les croirait enduits d'un vernis. Quand la matière qui compose ces calculs est légère, poreuse, comme plâtreuse, c'est qu'ils sont composés de phosphate de chaux, dont la nature entraîne avec elle d'autres caractères de consistance et de couleur que nous étudierons plus loin.

La forme des calculs trouvés dans l'uretère est allongée et cylindrique, comme s'ils s'étaient moulés sur l'organe dans lequel ils se sont arrêtés. Ledran (1) a plusieurs fois observé « des colonnes pierreuses, moulées sur la figure même de « l'uretère, et qui le remplissaient entièrement.... » « Je « n'ai trouvé, dit-il, ces colonnes de pierre qu'à des gens « dont la vessie était racornie, ayant longtemps souffert de la « présence d'une grosse pierre. » Alghisi (2) a aussi rencontré dans l'uretère d'une femme, un cylindre de pierre qui occupait tout ce tube, depuis la vessie jusqu'au bassinet, où il était terminé par un renflement, ce qui lui donnait l'aspect d'un très-long clou avec une tête. Ordinairement les calculs de l'uretère ont la forme d'un noyau de datte ou d'olive; plus rarement, quand ils grossissent, ils ont la forme d'une olive entière.

Forme de pierres vésicales.

Que les reins puissent exercer une influence sur la forme des pierres qu'ils contiennent, les exemples précédents le font comprendre sans doute; mais on admettra plus difficilement qu'ils puissent être pour quoi que ce soit dans la con-

(1) *Traité des opér. de chir.*, p. 268, 1742.
(2) *Trattato di litot.*, p. 26, pl. III, fig. 6.

figuration des calculs vésicaux ; cela est cependant, et on en trouve la preuve dans de fréquentes observations. Des graviers composés d'acide urique, déjà volumineux, très-inégaux, armés de saillies ou de pointes, peuvent descendre du rein dans la vessie, et le dépôt de matière solide continuant à s'opérer, dans cet organe, d'une manière assez uniforme, ces inégalités que le calcul devait à la forme des reins ne disparaissent pas entièrement malgré les couches successives que la pierre a continué à recevoir. Aplatie, un peu plus épaisse aux extrémités qu'au centre et hérissée sur ses deux faces de plusieurs proéminences, la pierre vésicale composée d'acide urique pur, représentée de champ et de trois quarts, figures 31 et 32, me paraît être dans ce cas.

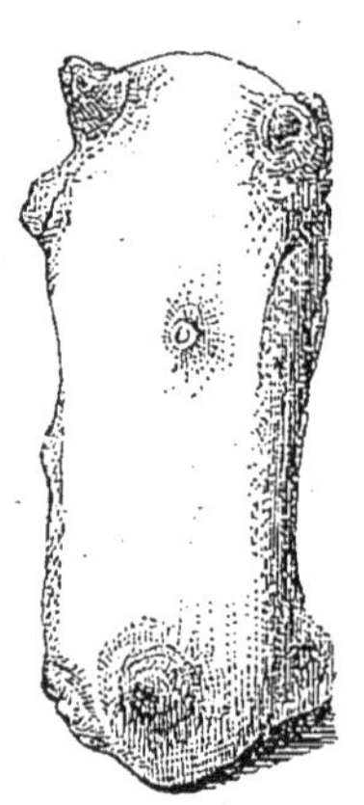

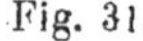

Fig. 31.

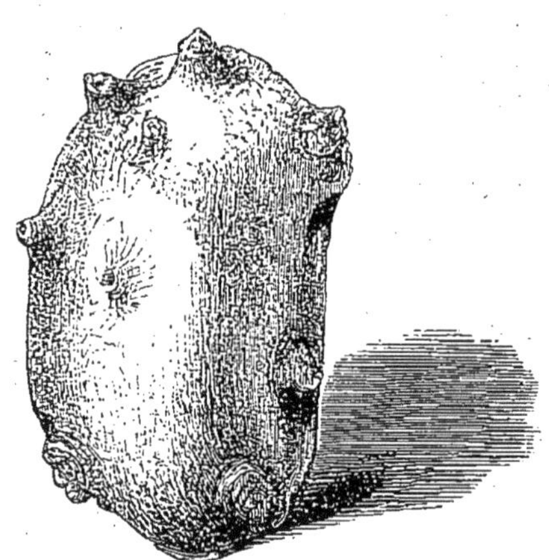

Fig. 32.

On ne peut non plus attribuer à une autre influence qu'à celle des reins la forme étrange du petit calcul dessiné dans l'ouvrage de Denys (1). Il ressemble à une branche de corail très-contournée, ou plutôt encore à une chenille supportée par ses pattes, se repliant pour avancer.

A quoi les graviers volumineux descendus des reins, ren-

(1) J. Denys, *Obs. chir. de calculo*, tab. V, fig. 21. Lugd., 1731.

dus aussitôt, ou peu de temps après, doivent-ils la forme allongée et aplatie d'une amande ou d'une fève qu'ils ont si souvent, si ce n'est à l'organe où ils se sont formés ?

Que ces graviers en forme d'amande, au lieu d'être expulsés, fassent un long séjour dans la vessie et y reçoivent des couches successives, qui en augmentent la grosseur, ils donneront lieu à une pierre, bien souvent aplatie ou au moins très-ovoïde, par cette seule raison que le gravier central ou noyau était très-déprimé. Cette influence de la forme primitive du noyau doit être bien puissante, puisqu'elle n'est pas anéantie par la forme arrondie du bas-fond de la vessie, où se reposent le plus souvent les pierres, et par la tendance naturelle qu'ont les couches à se déposer également, surtout si le calcul dans ses mouvements présente alternativement toutes ses faces au liquide. Je ne puis citer d'exemple plus frappant de cette influence du noyau primitif sur la forme du calcul autour duquel les couches successives sont venues se déposer, qu'en renvoyant à la figure d'une grosse pierre fendue par la moitié (1) ; le noyau central en forme d'amande avec de petites proéminences est resté en partie attaché à une moitié sur laquelle il fait saillie, laissant son empreinte en creux sur l'autre moitié. Pendant douze ans des couches concentriques et serrées se sont successivement ajoutées ; il en est résulté une grande pierre aplatie, de $0^m,08$ de longueur, de plus de $0^m,05$ de largeur, sur $0^m,03$ seulement d'épaisseur.

En général, pour les calculs composés d'acide urique, plus le noyau primitif se rapproche de la forme sphérique, plus la pierre dont il est le centre sera régulièrement ronde ; aussi, les graviers qui descendent du rein étant souvent plus ou moins allongés, les pierres ont-elles, dans la majorité

(1) Voir dans cet ouvrage, au livre V, chap. III, symptômes causés par les pierres fixées dans un point de la vessie.

des cas, la forme d'un œuf un peu aplati comme dans la figure 33, représentant une pierre d'acide urique de moyenne taille.

Quand un phosphate compose le dépôt des coudes qui servent d'enveloppe au noyau central, la configuration de ce noyau n'exerce pas une action aussi manifeste et aussi durable sur la forme du calcul. Les phosphates, dont la précipitation est abondante et rapide, ont une grande tendance à prendre la forme sphérique. Les calculs volumineux de phosphate de chaux et de magnésie, sont plus souvent sphériques qu'ovoïdes.

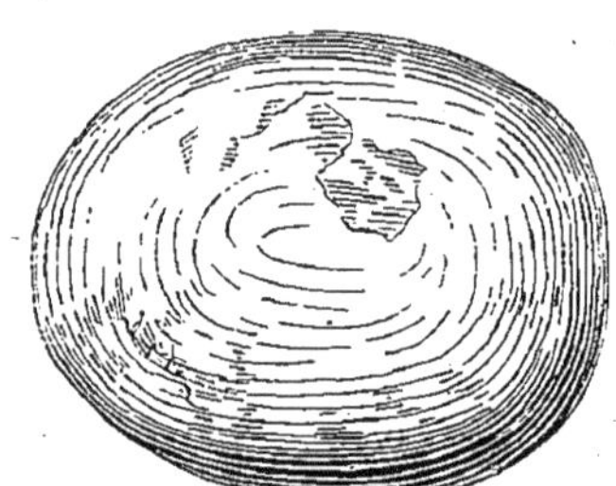

Fig. 33.

Aussi peut-on prévoir, qu'une pierre d'acide urique très-plate, de moyenne grosseur, si elle détermine une cystite et le dépôt de phosphates, sera, au bout d'une année ou deux, enveloppée d'une couche épaisse, plus légère, plus friable, dont la forme extérieure sera ronde. J'en ai sous les yeux plusieurs exemples. Cette disposition sphérique, à laquelle semble obéir le dépôt moléculaire des sels phosphatiques, fait tôt ou tard sentir son influence même autour des corps les plus allongés et les plus déliés introduits accidentellement du dehors dans la vessie. A la suite de l'inflammation provoquée par la présence de ce corps étranger, fût-il une bougie fine, ou une épingle à cheveux, une couche mince de phosphate l'enveloppe d'abord uniformément, puis, ce dépôt s'opérant surtout au centre de l'objet, la masse concrète devient fusiforme et plus tard presque sphérique.

Que précédemment j'aie attribué à la forme irrégulière de certains noyaux d'acide urique, descendus des reins, les proéminences, les saillies que présente la surface extérieure de quelques pierres, il n'en faut pas conclure que je considère ce fait comme une règle générale.

Des granulations nombreuses et peu saillantes que j'ai déjà comparées aux rugosités de l'orange dont la peau est épaisse, s'observent cependant à la surface de quelques calculs vésicaux composés d'acide urique et dépourvus de toute aspérité alors qu'ils étaient descendus des reins. Ces rugosités sont le résultat du dépôt vésical des molécules salines. Le calcul remarquable que la fig. 34 représente avec

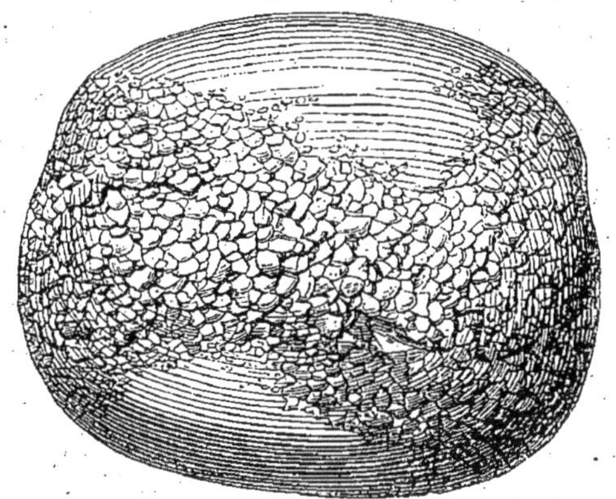

Fig. 34.

ses granulations est lisse, comme verni dans le reste de son étendue ; il est lourd, très-dur et couleur de mastic de vitrier desséché. La nature chimique d'un calcul, son mode de cristallisation, influent sur l'état de sa surface : ainsi les calculs de cystine sont à l'extérieur rugueux, comme chagrinés, chaque petit mamelon correspond à l'extrémité d'un faisceau rayonné de cristaux en aiguilles. D'autres inégalités de la surface des calculs vésicaux sont dues aux phénomènes qui s'accomplissent dans la vessie. L'adhérence d'une pierre avec cet organe est encore une des circonstances qui modifient l'aspect de sa surface, surtout quand cette concrétion est composée de phosphates, dont la texture est assez poreuse.

La surface libre, non adhérente, du corps étranger, est lisse, unie, celle qui est adhérente reste très-rugueuse; on y voit d'innombrables porosités dans lesquelles s'étaient enfoncés comme des radicelles de lierre, les filaments celluleux et vasculaires très-déliés du tissu fongueux. Le calcul ayant continué à se développer du côté opposé, la portion adhérente est séparée de la portion qui était libre par un bourrelet d'épaisseur variable. (Au chapitre des adhérences des calculs, j'ai placé deux dessins de pierres qui avaient cette conformation.) En fait d'inégalités de la surface des calculs, on a aussi vu, par exemple, les sillons que porte à sa surface la grosse pierre, fig. 26 ; ils sont dus au passage continuel de l'urine qui a empêché la matière calculeuse de les combler.

Enfin des protubérances, des projections arrondies en tubercules, ou effilées en forme d'épine, peuvent aussi s'élever de la surface des pierres développées dans la vessie ; c'est une particularité des calculs d'oxalate de chaux comme la fig. 35 en retrace un, pris dans ma collection ; elle donne une idée de ces appendices. Ici, c'est la composition chimique qui exerce une influence puissante sur la disposition des molécules de l'oxalate de chaux soumis aux lois de la cristallisation ; la cavité vésicale, spacieuse relativement aux cavités étroites des reins, offre des conditions favorables au dépôt ordinairement assez régulier de la matière qui compose ces calculs. L'oxalate calcaire est formé le plus souvent par un dépôt ondulé, comme festonné. Le mouvement ondulatoire de ces couches est quelquefois tellement accidenté

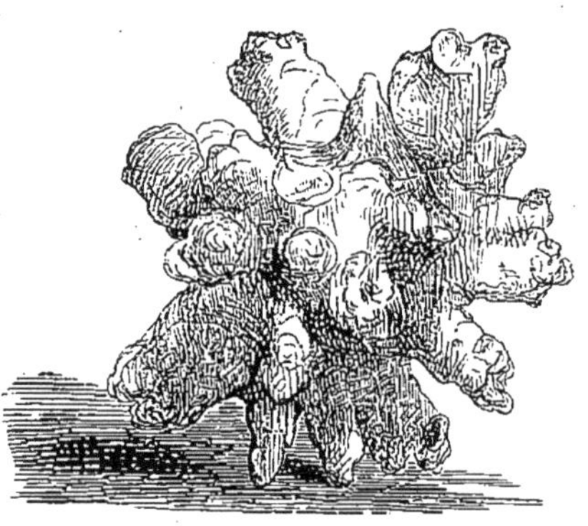

Fig. 35.

qu'à l'extérieur chacune des extrémités saillantes des couches est séparée de sa voisine par un intervalle et une dépression dont la profondeur, plus ou moins grande, varie d'après les circonstances qui ont présidé au dépôt de la substance saline, et non d'après la grosseur de la pierre. Dans certains calculs d'oxalate de chaux, le dépôt de ce sel paraît ne plus s'opérer que sur les parties saillantes du corps étranger, ce qui donne lieu à des protubérances dont on ne peut expliquer l'existence que de cette manière. La structure de ces éminences ne permet pas de supposer qu'elles soient le résultat de faisceaux de cristaux rayonnants dont on ne trouve pas de traces. La saillie de ces proéminences n'est pas en raison de la grosseur de la pierre. En effet, il est difficile d'imaginer quelque chose de plus accidenté que la forme du calcul d'oxalate de moyenne taille, représenté précédemment fig. 35 ; tandis qu'au contraire l'énorme pierre, composée

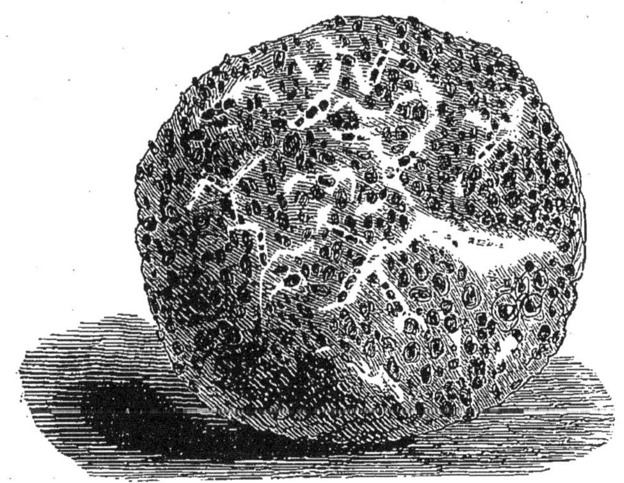

Fig. 36.

d'oxalate, dessinée fig. 36 est régulièrement ronde et très-uniformément mamelonnée à sa surface ; les interstices des petites éminences, sont par places comblées par un dépôt de phosphate de chaux.

Le petit calcul extrêmement dur, dessiné fig. 37, donne par sa forme sphérique et les granulations mamelonnées qui couvrent sa surface, très-exactement l'idée du fruit du mûrier ou de la ronce. C'est le plus souvent sous cette forme que se rencontrent les concrétions d'oxalate calcaire ; de là vient aussi le nom qu'on leur a donné, de calculs *mûraux*.

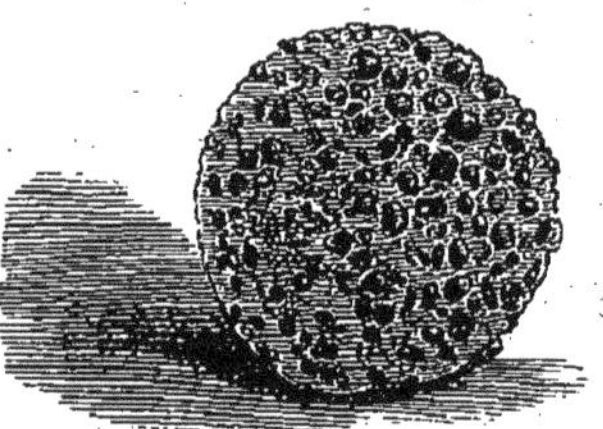

Fig. 37.

Bien souvent les aspérités qui couvrent la surface des calculs mûraux, sans être aussi accidentées qu'on les a vues tout à l'heure, sont très-inégales ; on voit des groupes de proéminences séparés les uns des autres par de profondes crevasses comme le sont les rochers de certaines montagnes dénudées. La fig. 38 rend incomplétement la physionomie d'un calcul semblable dont le volume dépasse sensiblement la copie.

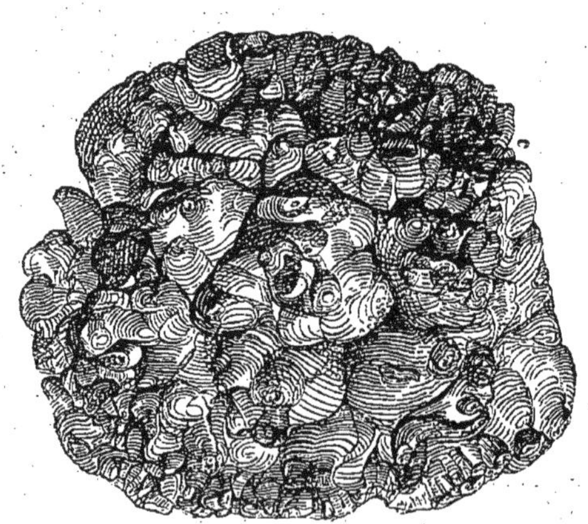

Fig. 38.

On rencontre d'autres fois de ces calculs d'oxalate dont les aspérités sont comme usées à leur sommet, et dont les profondes crevasses seules sont encore très-visibles; la fig. 39 en est un exemple.

Il est remarquable, ai-je dit au début de ce chapitre, que les pierres les plus inégales à la surface, celles d'oxalate de chaux, soient le plus constamment sphériques. Le calcul mûral dessiné fig. 40, comme celui de la fig. 35, sont en effet aussi ronds que les pierres mûrales des fig. 36 et 37 ; car, si l'on fait passer un plan à l'extrémité de toutes les épines saillantes, on obtiendra une courbe assez régulière. Quand il se forme dans les reins, comme on l'observe assez fréquemment pour l'acide urique, un grand nombre de petits graviers arrondis, si elles ne sont pas expulsées aussitôt leur descente dans la vessie, ces concrétions continueront à grossir à peu près également par le dépôt de couches successives de matière concrète, que Dionis (1) appelle tartre et qu'il compare aux diverses enveloppes de sucre qui couvrent les petites dragées. Les mouvements presque continuels que leur communiquent les déplacements du corps, et les contractions de la vessie font que les couches successives se superposent également sur tous les points de leur surface. Ces mouvements sont de plus l'occasion d'un frottement continuel entre eux qui

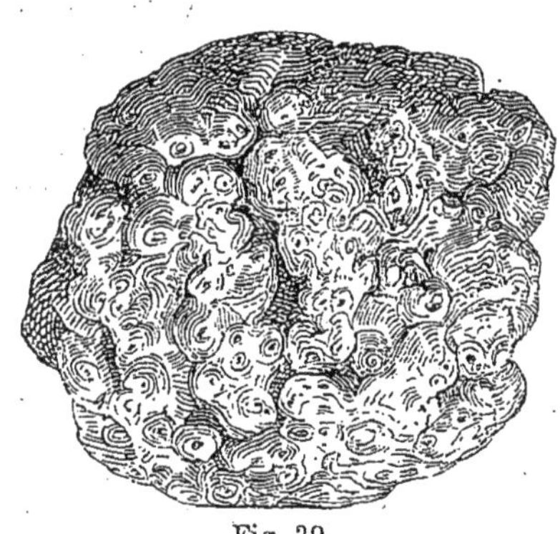

Fig. 39.

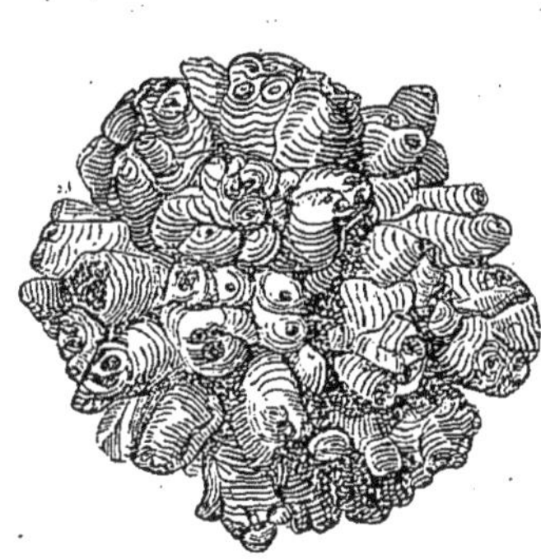

Fig. 40.

(1) Dionis, p. 179.

devient la principale cause de leur forme sphérique ; il se passe là un mécanisme analogue à celui que l'industrie met en œuvre dans la fabrication des billes ; de rugueuses qu'elles étaient, elles deviennent unies et rondes par leur frottement réciproque sur une surface unie. Ce qui tend à le prouver, ce sont les facettes planes que présentent les pierres multiples, quand elles sont arrivées à un plus grand volume qui ne leur permet plus de se mouvoir dans le liquide à la moindre sollicitation. J'aurai bientôt l'occasion de revenir sur la disposition relative des calculs vésicaux multiples.

Nier l'influence de la vessie sur la configuration de certains calculs serait cependant aller contre l'évidence : quand la pierre, par suite d'un développement considérable, remplit complétement la vessie, que cet organe ait ou non perdu de sa capacité en se contractant, la pierre arrive à se mouler, pour ainsi dire, sur l'organe dont elle prend la forme. D'après une gravure de la thèse de Muller (1), j'ai parlé d'un calcul ayant exactement la configuration d'un petit citron, et qui remplissait la vessie d'un enfant de huit ans, depuis l'ouraque jusqu'au col, dans lequel il pénétrait. On a vu les pierres monstrueuses représentées fig. 23 et 26, elles avaient la forme de la vessie qui les renfermait. Ruysch (2) donne le dessin d'une grosse pierre ovale qu'il trouva dans la vessie d'un jeune homme de vingt-cinq ans. L'organe était tout à fait rempli par le corps étranger, ses parois extrêmement épaisses étaient parsemées de collection de pus. Je pourrais multiplier les citations de cette nature.

Une région limitée de la vessie peut seule aussi servir de moule à certaines pierres : ce sont des cellules ou espèces de poches dans lesquelles les pierres s'accroissent au point

(1) *Raram de calculo vesicæ observationem*, 1768. Strasbourg.

(2) *Obs. anat. chirurg.*, obs. LXXXIX, p. 81, fig. 70. 1 vol. Amstel., 1737.

de les remplir. Malgré la variété qu'on observe dans le nombre, la forme, la capacité, le siége, la disposition des cellules (variété assez grande pour faire le sujet d'un chapitre particulier), ces cavités ou cellules ne présentent jamais d'anfractuosités anguleuses comme les reins, elles sont toujours plus ou moins arrondies, et les pierres qui s'y développent ont cette conformation.

L'ouverture de la cellule vient elle-même apporter dans le contour extérieur de la pierre une modification facile à expliquer; cette ouverture, en forme de collet, est presque toujours plus étroite que la cavité de la cellule; lorsque cette dernière est remplie par la matière concrète, le développement du corps étranger étant arrêté de ce côté s'opère vers la vessie, et subit une légère dépression au niveau de l'ouverture, ce qui lui donne la configuration d'une poire. La fig. 41 représente une pierre retirée après la mort et qui était enchatonnée de la sorte.

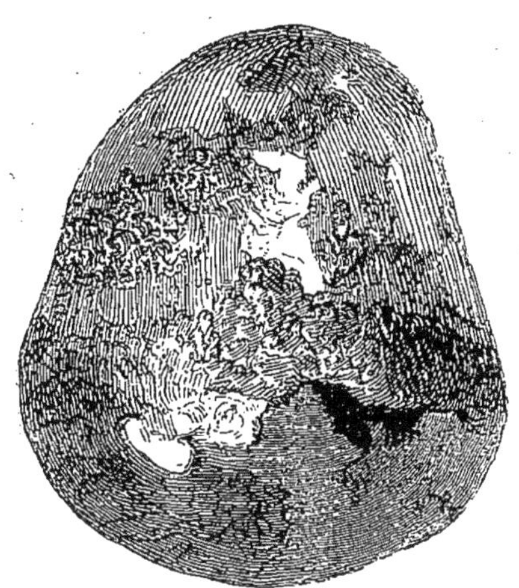

Fig. 41.

Si la partie de la pierre saillante dans la vessie continue beaucoup à grossir, elle peut égaler et même dépasser en volume la portion renfermée dans la cellule, il existe alors entre elles une dépression. De ce resserrement de l'ouverture cellulaire qui empêche le dépôt de la matière solide, il peut aussi résulter une pierre formée de deux boules séparées par une dépression; le calcul paraît être alors le résultat de deux corps ronds ayant partiellement pénétré l'un dans l'autre, comme on le voit, fig. 42. On trouve le dessin d'une pierre semblable au nombre des belles gravures de l'ouvrage de Denys (1).

Quelques formes rares et singulières de calculs vésicaux

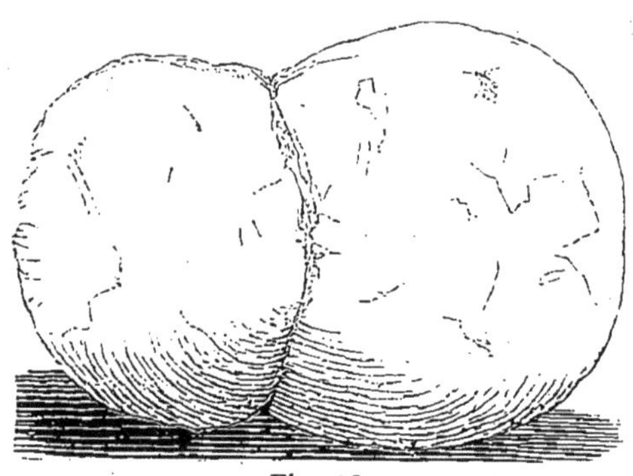

Fig. 42.

ont été observées, sans qu'on se soit rendu compte de l'influence qui avait présidé à cette curieuse disposition de la matière concrète. Morgagni (2) a décrit une pierre en forme d'anneau elliptique, rendue par une vieille fille de quatre-vingts ans. Après une demi-heure seulement de violents efforts, le corps étranger était assez sorti pour que la malade ait pu l'extraire avec les doigts. Jusqu'au jour de l'engagement de la pierre dans le canal, aucun symptôme n'avait averti cette femme de l'existence d'un corps étranger, si ce n'est que le jet de l'urine était devenu délié comme un fil (*nisi quod tenuiore quam antea filo urinam se reddere animadverterat*). Dans le même article, Morgagni parle aussi d'un calcul plat perforé, extrait devant une nombreuse assistance, et il cite Alghisi (3) comme en ayant observé un semblable. Morgagni suppose que ces calculs se sont formés dans le bas-fond de la vessie, ou autour de l'orifice vésical de l'urètre.

Entre autres causes à noter, parmi celles dont l'in-

(1) *Loc. cit.*, tab. IX, fig. 17.

(2) *De sed. et caus. morb.*, epist. XLII, art. 10, p. 229 et suiv. Paris, 1821.

(3) *Trattato di litotomia*, pl. III, fig. 9.

fluence s'exerce sur la forme des calculs, il y a leur quantité.

Précédemment (p. 130) j'ai fait comprendre pourquoi les graviers nombreux, d'un très-petit volume, restent ronds ; obéissant à la moindre sollicitation de mouvement, ils se déplacent en tous sens dans le liquide, et reçoivent pour cette raison une couche égale de matière saline sur tous les points de leur surface.

Les calculs multiples, d'un moyen volume au contraire, réunis dans une même vessie, présentent presque toujours des facettes planes. Personne de nos jours, il est probable, ne sera tenté d'attribuer ces surfaces planes des calculs primitivement sphériques, à l'aplatissement, à la pression de ces corps entre eux. Voici comment je m'explique ce phénomène. Arrivés à un volume un peu considérable, celui d'une noisette, je suppose, les calculs restent alors plus constamment en contact, leur déplacement dans le liquide étant d'autant plus limité que leur masse augmente. Le dépôt de matière solide, ne pouvant se faire sur les points par lesquels les concrétions se touchent, se fait à côté, respectivement sur chaque pierre, et augmente ainsi l'étendue des points de contact, étendue qui arrive, au bout d'un temps variable, à être une surface, assez souvent plane, à laquelle on a donné le nom de facette.

Des deux surfaces en contact, l'une peut avoir subi un accroissement plus rapide que l'autre (fait assez rare dans la vessie) ; il en résulte alors pour la pierre dont le développement a été le plus rapide, une surface à courbure concave, articulée avec la surface convexe de la pierre dont le volume s'est accru plus lentement.

Les pierres à facettes ont différentes formes, elles sont cubiques, pyramidales, prismatiques. Quand elles sont très-nombreuses et de différents volumes, leur forme est assez variée, on peut s'en faire une idée d'après la belle planche de Ruysch (1). Des quarante-deux pierres à facettes qu'il a retirées de la vessie herniée d'une femme, les plus grosses, presque sphériques, ont des facettes nombreuses et peu étendues ; la plupart des moyennes et des petites sont des prismes ou des cubes à huit faces; quelques-unes sont taillées en pyramides.

On trouve dans un travail de F. Rudtorffers (2) la description et les figures de onze pierres très-friables, à facettes, qu'il avait retirées, par la taille, de la vessie d'un seul individu. Ces grosses pierres avaient, les plus petites, $0^m,03\ 1/2$ de diamètre, la plus grosse, $0^m,04$; cette dernière était presque cubique, à six faces, les autres avaient quatre et cinq faces. Nouvellement retirées, elles ne pesaient ensemble que 250 grammes (8 onces), et occupaient cependant un espace de $0^m,13$ de diamètre en tous sens.

Quand le nombre des calculs réunis dans la vessie est restreint et qu'ils sont tous d'un volume égal, leur configuration est à peu près semblable. Assez souvent ils ont la forme de prismes réguliers, comme on le voit dans la fig. 43, ou celle de sphères légèrement déprimées ayant deux faces opposées. Mon père, en pratiquant à Vincennes une taille dans laquelle je lui servais d'aide, trouva six calculs comme de très-gros marrons, ils étaient peut-être disposés à la file ainsi que les grains d'un chapelet ; quatre d'entre eux seulement, ceux du milieu sans doute, avaient les deux faces opposées déprimées, deux calculs, ceux des extrémités, n'avaient qu'une facette, le reste de leur surface était courbe.

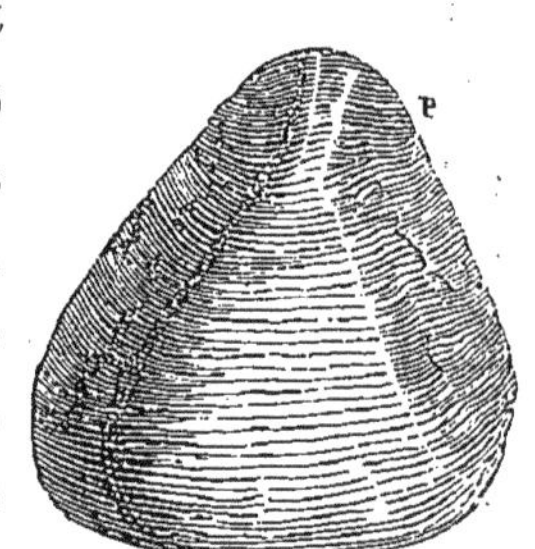

Fig. 43.

(1) *Obs. anat. chir.*, obs. I, pl. II.

(2) F. X. Rudtorffers, *Abhandlung über die Operation des Blasensteines*, p. 64, pl. IV. Leipzig, 1808.

Sur le vivant, il n'est pas possible de préciser au juste la disposition relative des pierres multiples dans la vessie, leur forme peut cependant quelquefois servir de présomption : ainsi la fig. 43 représente une pierre prismatique, se trouvant avec cinq autres pareilles dans la vessie d'un malade opéré par la taille ; il est vraisemblable qu'elles étaient réunies, comme on le voit dans la figure suivante, la 44, le sommet tourné vers le centre, et la base vers la circonférence. Blanches et phosphatiques au dehors, ces pierres étaient jaunes d'ocre au centre et composées d'acide urique. Dans quelques rares autopsies, on a pu s'assurer de la disposition singulière que prennent les calculs multiples à facettes : en voici un exemple curieux, emprunté à la savante pratique de M. le professeur H. Larrey, qui a eu l'obligeance de me confier le bois de la fig. 44. Ce fait est consigné dans le bulletin de l'Académie (1). La *Gazette des hôpitaux* (2), dans le compte rendu de la Société de chirurgie, le reproduit en ces termes :

« M. Larrey présente des calculs dont la disposition singu-
« lière s'est rencontrée chez un ancien officier, affecté depuis
« longtemps d'une maladie compliquée des voies urinaires.
« Soumis à une opération heureuse de lithotritie en 1842, par
« M. Leroy d'Étiolles père, il est entré douze ans plus tard
« au Val-de-Grâce pour une récidive de la même affection.
« Puis atteint, sous une influence de refroidissement, d'un
« rhumatisme articulaire, une métastase brusque donna
« lieu à une endopéricardite suraiguë à laquelle ce malade
« a succombé presque subitement.

« On trouva une hypertrophie considérable de la prostate,
« une vessie contractée, parois très-épaisses, anfractuosités
« de sa face interne, excavation notable du bas-fond où se
« trouvaient logés cinq calculs juxtaposés sur la surface con-

(1) Séance du 27 juin 1854.
(2) *Gaz. des hôp.*, 1854, p. 316, et *Union méd.*, p. 322.

« cave du bas-fond de la vessie très-déprimée ; ils étaient en « contact les uns avec les autres par leurs facettes triangu- « laires, sommet au centre, base à la circonférence et repré-

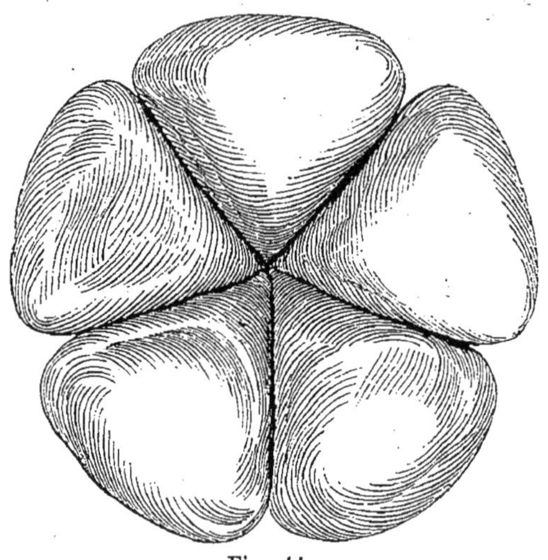

Fig. 44.

« sentaient ainsi (*fig. 44*) une rosace composée de cinq par- « ties égales. »

Chacune de ces pierres était composée de phosphate de chaux avec un noyau d'acide urique au centre.

La fragmentation spontanée des calculs, phénomène assez rare, mais que j'ai eu l'heureuse occasion de prendre pour ainsi dire sur le fait, est encore une des causes de la présence de pierres à facettes dans la vessie et fait le sujet du chapitre suivant.

CHAPITRE III.

FRAGMENTATION SPONTANÉE DES PIERRES VÉSICALES

Il peut arriver que des calculs volumineux se fragmentent spontanément dans la vessie, et donnent ainsi lieu à des corps étrangers, plus petits, dont la sortie s'effectue sans opération.

Ce phénomène remarquable avait été déjà signalé par quelques chirurgiens des deux siècles précédents, mais l'explication qu'on en a donnée, même de nos jours, n'est pas complétement exacte.

En 1838, M. J. Harding (1), rapportant un fait de fragmentation d'une pierre phosphatique, se demandait s'il n'était pas le résultat d'une contraction énergique de la vessie quand elle est très-épaisse. La même année M. Civiale (2) « expliquait aisément cette rupture par les contractions « puissantes d'une vessie hypertrophiée. »

Il est inadmissible de comparer ainsi l'action de la vessie, fût-elle très-épaisse, à l'énergie du gésier des oiseaux, dont les efforts puissants se bornent à broyer des graines contre les pierres renfermées dans cet organe.

On a avancé que dans le cas de pierres multiples, elles se fêlent par les chocs qu'elles exercent entre elles dans la succussion qui s'opère quelquefois, lorsque les malades se livrent à des exercices violents, comme l'équitation, l'action de sauter, etc.

De semblables chocs peuvent bien, dans des cas exceptionnels, déterminer l'écrasement de certains calculs très-mous,

(1) *The London medical Gazette*, oct. 1838.
(2) *De l'affection calculeuse*, p. 163, 1838.

composés de phosphate de chaux, ou détacher de minces éclats de la surface extérieure de pierres composées de couches concentriques, comme le sont assez ordinairement ceux d'urate d'ammoniaque; mais si les calculs sont très-durs, j'ai peine à croire qu'il puisse en résulter des fêlures assez profondes pour les rompre complétement. Cependant des calculs renfermés seuls dans un organe et composés de couches concentriques peu adhérentes entre elles, perdent parfois des fragments de leur couche extérieure ; il s'opère là une sorte de clivage, qui peut s'étendre à une grande surface et même à plusieurs couches superposées, ainsi qu'on le voit sur un calcul (*fig.* 45) que mon père avait extrait par la

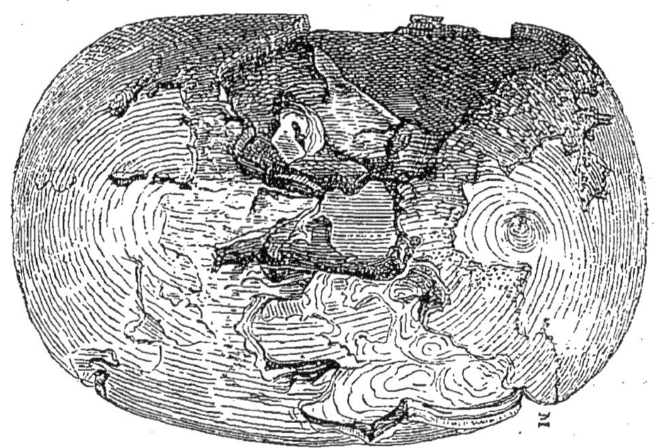

Fig. 45.

taille hypogastrique ; il était en compagnie d'une autre pierre enchatonnée.

L'*Union médicale* (1) rapporte un fait de fragmentation spontanée de la surface d'une pierre en petites écailles qui ont été expulsées avec l'urine, et dont le noyau était resté.

Cette espèce de clivage naturel peut être confondu avec l'altération superficielle que l'urine ammoniacale fait subir à

(1) Année 1847, p. 147.

certains calculs, ainsi que l'examen de la fig. 46 en donne une idée; les inégalités qu'on y voit sont pour ainsi dire cor-

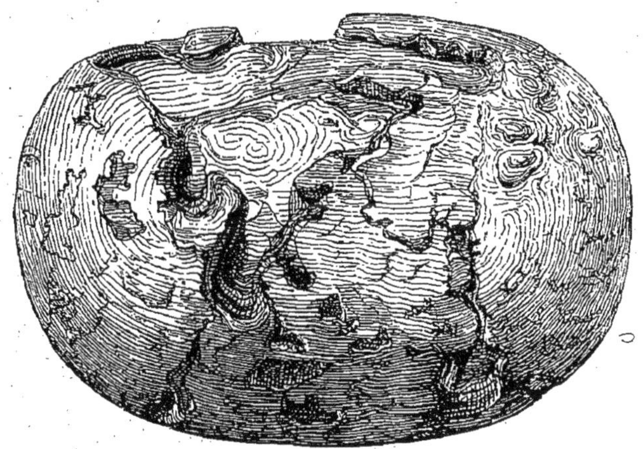

Fig. 46.

rodées; ce calcul avait été donné à mon père par M. le professeur Valette d'Orléans. Les partisans de la dissolution des calculs ont interprété en faveur de leur cause les faits de cette nature, sur la signification desquels je reviendrait en traitant de l'impuissance des dissolvants connus.

Si j'en juge d'après l'exemple suivant, très-remarquable, que j'ai été à même d'observer, voici, me paraît-il plutôt, le mécanisme par lequel s'opère cette rupture spontanée de certains calculs composés d'acide urique, d'un grain serré et dense, dont la cristallisation est ou n'est pas rayonnante : quand ces pierres ont acquis un certain volume, le centre, n'étant plus imbibé par l'urine, se dessèche, la matière subit un mouvement de retrait, elle se fend en différents endroits, en divergeant du centre à la circonférence. Les fissures s'allongent à mesure que la partie desséchée augmente d'épaisseur, et ces morceaux intérieurs sont retenus ensemble par l'enveloppe extérieure qui n'a pas perdu sa cohésion, parce qu'elle n'a pas encore subi de changement d'état. Cette rétraction s'observe dans la plupart des calculs ; en se desséchant ils diminuent évidemment de volume. « De même » (ainsi que le disait mon ami, le docteur Ch. Dufour, dans un rapport à la Société anatomique (1) sur une présentation que j'y avais faite des pierres représentées fig. 47 et 48) « que par « la trop grande sécheresse de la masse il nous est donné « de voir certaines pierres terrestres *trop sèches*, qui offrent « cette disposition aux fissures spontanées. » Les choses se sont passées de la sorte dans l'exemple suivant, qui se trouve aussi relaté brièvement dans la *Gazette des hôpitaux* (2). Un habitant de la Côte-d'Or, âgé de soixante-cinq ans, souffrait depuis des années ; mon père, jugeant la lithotritie inopportune, pratiqua la taille hypogastrique et retira cinq pierres de la vessie. L'une d'elles, la plus grosse, est ovoïde, du volume environ d'un œuf de pigeon ; les quatre autres, presque régulières et égales, présentent des surfaces de segments d'ovoïde qu'on peut encore très-bien assembler (*voyez fig.* 47), pour reformer un calcul ovoïde du volume du plus gros. Comme ces calculs ont été extraits par la taille, on pourrait invoquer l'action des tenettes comme ayant produit la fragmentation. Mais cette rupture s'étant opéré déjà quelque temps avant l'extraction, les surfaces de segmentation de ces calculs ont eu le temps de se revêtir d'une couche mince et grenue d'urate d'ammoniaque, qui leur ôte l'aspect qu'elles auraient présenté s'il s'était agi d'une fragmentation récente et accidentelle. La pierre entière, d'une fort grande dureté, est, comme celle

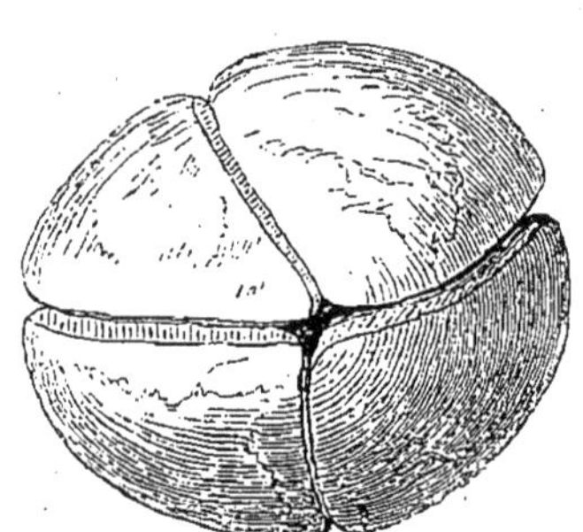

Fig. 47.

(1) *Bull. de la Soc. anat.*, p. 552 et 555, 30e année, 1855.

(2) *Gaz. des hôp.*, p. 96, 1855.

dont la rupture a eu lieu, composée d'acide urique. *Je l'ai sciée et on peut voir à son intérieur (fig. 48), six fissures rayonnantes partant en divergeant du centre à la circonférence*, plus profondes et plus larges au centre que vers la superficie, où elles disparaissent tout à fait. Ces fissures, en s'allongeant un peu, auraient certainement amené bientôt la fragmentation spontanée de cette seconde pierre dans la vessie, en donnant lieu plus tard à six calculs isolés. Car c'est pour ainsi dire en y touchant, que cette année, une de ces moitiés fêlées s'est rompue elle-même en trois morceaux. Pareil phénomène s'est opéré sous les yeux de Crosse (1). Il avait retiré par la taille, à un homme âgé, vingt-deux pierres assez petites fragmentées, et une seule plus grosse, entière, qui se rompit d'elle-même, peu de temps après son extraction. On put s'assurer, en rajustant les morceaux des autres pierres, qu'elles composaient des calculs de même taille et de même forme que la plus grosse.

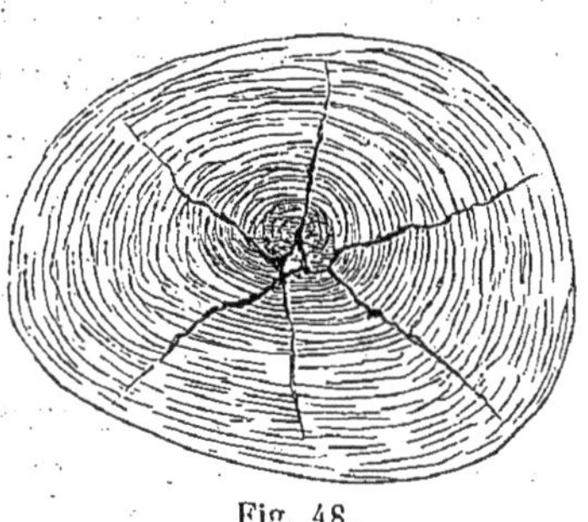

Fig. 48.

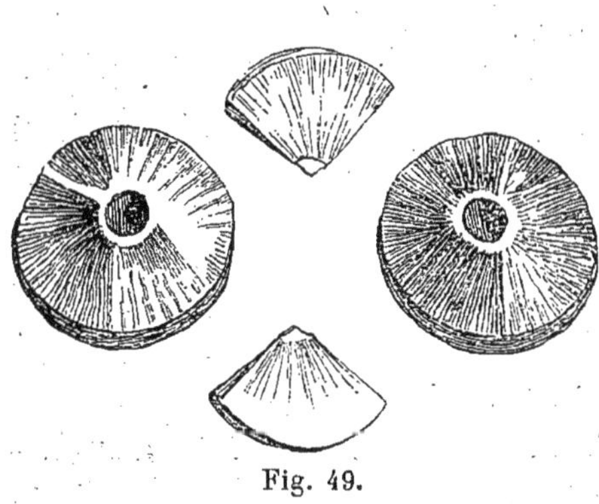

Fig. 49.

L'aspect ordinaire des pierres rompues présente une sorte de régularité, la plupart se brisent en six morceaux, deux principaux, offrant sur leur surface de rupture quatre facettes formées par quatre arêtes

(1) *A treatise on the urinary calculus*, London, 1835, p. 10, pl. II, fig. 8.

et quatre fragments plus petits qui remplissent les intervalles (*fig.* 49).

Un médecin de Landau, le docteur Neurhor, qui avait rendu des fragments de pierre rompue spontanément, supposait que les noyaux ou centres de ses pierres étaient fermentescibles. Si cette idée est fausse en ce qui concerne le ferment, elle est vraie quant au point de départ de la fente qui, on vient de le voir (*fig.* 48), commence à partir du centre.

Le retrait subi par la matière calculeuse n'est pas toujours suivi de sa rupture, quoiqu'il y ait séparation entre les différentes couches qui composent une pierre ; si elle est formée de couches concentriques bien marquées, il peut se produire une séparation entre quelques couches intérieures, qui deviennent mobiles au centre des autres. Deux pierres un peu plates, d'un jaune nankin, composées d'urate d'ammoniaque et de chaux, que mon père avait extraites par la taille, produisaient, plusieurs années après l'opération, un léger bruit quand je les agitais. Je les ai sciées soigneusement en deux avec une scie à horloger, et je les ai trouvées composées de couches concentriques, dont deux naturellement clivées et séparées par un espace vide (*fig.* 50) (le dessin de la seconde pierre se trouve au chapitre de la structure des pierres). Mon père avait observé cinq exemples de rupture spontanée de pierre.

J'ai connu à Vichy le fils d'un médecin d'Avallon, souffrant depuis plusieurs années, dans les reins et la vessie, qui rendit deux fragments d'acide urique gros comme des pois ; on reconnaissait la surface arrondie de la périphérie et les autres faces étaient inégales, anguleuses, coupantes. Lenoir, le plus élégant opérateur de notre époque, l'a débarrassé avec succès par la lithotritie d'une pierre grosse comme une amande.

En 1821, M. le professeur J. Cloquet a donné lecture à l'Académie des sciences d'un mémoire extrêmement curieux sur la rupture spontanée des pierres vésicales, et sur un grand nombre de changements qu'elles peuvent subir dans la vessie.

Sanson a extrait une soixantaine de pierres toutes rompues dans la vessie d'un malade.

M. le professeur Valette d'Orléans en a également retiré un grand nombre.

Dodonæus (1) parle d'un homme qui, après avoir bu copieusement du vin du Rhin, rendit des fragments de pierre.

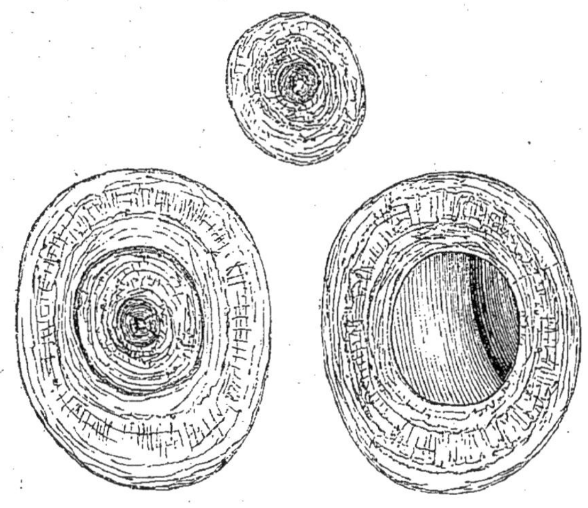

Fig. 50.

Quelque temps après il fut taillé par Vesale, qui lui retira plusieurs morceaux de calculs quadrangulaires à surface plate.

L'histoire de la chirurgie est assez riche en faits de ce genre. Deschamps (2), Heister (3), Camper (4), ont rapporté quelques exemples de rupture spontanée de calculs dans la vessie.

(1) Dodonæus, *Medicinalium observ. exempla rara*, cap. XLII.
(2) Deschamps, *Traité de la taille*, t. I, p. 112.
(3) Heister, *Diss. obs. médic. miscellan.*
(4) Camper, *Observat. circa mutationes calculorum in vesica.*

www.ingramcontent.com/pod-product-compliance
Ingram Content Group UK Ltd.
Pitfield, Milton Keynes, MK11 3LW, UK
UKHW020149200726
13856UKWH00003B/903